ASSISTANCE

DES

ENFANTS IDIOTS ET DÉGÉNÉRÉS

(4. 1895.) N° 84. — Imprimerie des Enfants de Bicêtre.

PUBLICATIONS DU *PROGRÈS MÉDICAL*

BIBLIOTHÈQUE D'ÉDUCATION SPÉCIALE

IV

ASSISTANCE

TRAITEMENT ET ÉDUCATION

DES

ENFANTS IDIOTS ET DÉGÉNÉRÉS

RAPPORT FAIT AU CONGRÈS NATIONAL D'ASSISTANCE PUBLIQUE
(SESSION DE LYON, JUIN 1894).

PAR

BOURNEVILLE
MÉDECIN DE BICÊTRE
(Section des enfants nerveux et arriérés)
Membre du *Conseil supérieur de l'Assistance publique*
Rédacteur en chef du *Progrès médical*, etc.

PARIS

AUX BUREAUX DU
PROGRÈS MÉDICAL
14, rue des Carmes, 14.

FÉLIX ALCAN
ÉDITEUR
108, Boulevard St-Germain, 108.

1895

INTRODUCTION

Au banquet du *Congrès international d'assistance publique* de 1889 qui a eu lieu à l'Asile de convalescence de Vincennes au mois d'août, nous avons réclamé l'organisation d'un Congrès *national* d'assistance publique, tous les ans, et, à des périodes plus ou moins longues, la réunion d'un Congrès *international*.

Du Congrès international de 1889 est née, peu après, la *Société internationale pour l'étude des questions d'assistance publique*. Elle se réunit chaque mois à Paris. Ses travaux forment aujourd'hui cinq volumes d'un réel intérêt. Mais l'action de cette société est limitée. Aussi est-ce avec raison que l'un de ses principaux fondateurs, notre ami le Dr H. Thulié, a pensé qu'il convenait de provoquer l'organisation d'un congrès siégeant tantôt dans une ville, tantôt dans une autre, afin d'intéresser aux questions d'assistance un plus grand nombre de citoyens et de permettre aux membres de la Société internationale de visiter avec fruit les établissements hospitaliers des villes où siégerait le Congrès national. La discussion des questions mises à l'ordre du jour doit exciter le zèle de chacun et provoquer la réalisation de quelques-unes des réformes hospitalières si urgentes, que le Gouvernement de République aurait dû accomplir depuis longtemps.

Le choix des organisateurs du Congrès s'est porté à bon droit sur la ville de Lyon, en raison du chiffre de sa population, de la multiplicité de ses établissements hospitaliers, de leur organisation particulière.

Restait à déterminer les questions à discuter dans les *séances générales*. MM. Thulié et H. Sabran ont pensé que, parmi ces questions devait figurer celle de l'*Assistance des enfants idiots et dégénérés*. Ils m'ont demandé de me charger du rapport qui devait servir de base à cette discussion. Nous avons cru qu'il était de notre devoir, en raison des circonstances particulières dans lesquelles nous nous trouvons, de nous rendre au désir des organisateurs du Congrès, et nous avons rédigé le *Rapport* qui compose la *première partie* de ce quatrième volume de notre BIBLIOTHÈQUE D'ÉDUCATION SPÉCIALE. Nous l'avons complétée par des renseignements inédits qui nous sont parvenus depuis le Congrès. La *seconde partie* comprend le résumé de ce rapport que nous avons dû faire en séance et la *discussion* qui a suivi. La *troisième partie* n'est autre que la reproduction d'un mémoire que nous avons publié au mois de janvier 1894 sur le TRAITEMENT MÉDICO-PÉDAGOGIQUE des enfants idiots et arriérés.

Avril 1895.

PREMIÈRE PARTIE

—

Rapport

ASSISTANCE DES ENFANTS

IDIOTS ET DÉGÉNÉRÉS

(Traitement et éducation.)

CHAPITRE PREMIER

Aperçu historique de l'assistance et du traitement des enfants idiots et dégénérés.

Depuis longtemps on s'est occupé des *enfants aveugles* et des *sourds-muets* et il existe pour eux un certain nombre d'établissements publics ou privés (1). Les *enfants assistés* sont l'objet, depuis un siècle surtout, d'une assistance qui a pris progressivement de l'extension et tend à s'améliorer chaque jour. En ces derniers temps, les *enfants moralement abandonnés*, qui sont en réalité une variété des enfants assistés, ont pris rang dans les services d'assistance publique. Enfin pour les *enfants scrofuleux* et *rachitiques* on crée, chaque année, de nouveaux établissements destinés à leur procurer les meilleurs moyens d'amélioration ou de guérison. Une catégorie très importante d'enfants malades et infirmes reste encore, dans un certain nombre de pays et, en particulier, chez nous, à peu près complètement dépourvue d'assistance et de traitement : ce sont les ENFANTS IDIOTS ET DÉGÉNÉRÉS.

§ I. — Hospitalisation.

Les premiers essais d'*hospitalisation* d'un certain nombre de ces enfants, au moins en France, semble remonter à la seconde moitié du XVIIe siècle. Lorsque l'on créa les hôpitaux généraux pour le *renfermement* des mendiants, on hospitalisa un certain nombre d'enfants infirmes de toutes catégories, ramassés parmi les mendiants. Nous citerons à l'appui ce qui s'est produit dans deux des établissements de l'Hôpital général de Paris : Bicêtre et la Salpêtrière.

Dans le recensement de 1656, il est dit que Bicêtre avait une population de 600 pauvres, comprenant des vieillards et des petits enfants *estropiés*. Sur le registre des présents, à la date du premier janvier 1716, on trouve :

6 enfants traités comme fous, 10 épileptiques, 7 imbéciles ou innocents. — Le dépouillement du registre des entrées pour l'année 1750 nous montre qu'alors Bicêtre renfermait des enfants infirmes de tous genres, tant au point de vue physique qu'au point de vue mental. Nous en donnons la statistique.

	Catégories	Au-dessous de 15 ans		De 15 à 18 ans		Totaux
Hôpital	Garçons gâtés	12	34	11	40	74
	Filles gâtées	22		29		
Bons pauvres	Teigneux	6	43	5	25	68
	Épileptiques	11		6		
	Galeux	1		0		
	Estropiés	11		8		
	Imbéciles	13		6		
	Humeurs froides	1		0		
	Mendiants	52		45		97
Prisonniers	Bâtiment neuf	14	47	19	95	144
	Force	12		51		
	Correction	11		11		
	Sans destination	12		14		
						383

En 1820, d'après le rapport de Desportes sur les aliénés, il y avait à Bicêtre :

Enfants idiots de naissance	14
— — par accidents	2
— — par maladie	2
— épileptiques	6
— atteints de vices de conformation du crâne	1
— onanistes	2
— malades par mauvais traitements	2
— dont l'affection n'est pas déterminée	3
	32

En 1840, « le ministre de l'intérieur ayant décidé que la loi de 1838 était applicable aux idiots et imbéciles, les enfants ne pouvaient plus résider dans un autre établissement qu'un asile d'aliénés. En conséquence, le Conseil général des hospices, fit transférer ceux qui se trouvaient dans d'autres établissements à l'Asile de Bicêtre (1). » L'évacuation eut lieu le 26 novembre 1842. Elle comprenait 22 enfants. Voici la statistique des enfants admis en 1840, 1841 et 1842.

ENFANTS	De 1 an à 15 ans			Au-dessus de 15 ans		
	1840	1841	1842	1840	1841	1842
Idiots	1	8	13	1	4	9
Maniaques	1	2	1	7	1	2
Épileptiques	5	8	9	8	6	6
Imbéciles	0	0	3	3	1	2
Mélancoliques	0	0	0	1	0	0
Lypémaniaques	0	0	0	2	1	0
Maladie de St-Guy	0	0	0	1	0	0
Déments	0	0	0	0	1	3
Faiblesse intellectuelle	0	2	0	0	2	0
Masturbateurs	0	1	0	0	0	1
Hydrocéphales	0	0	1	0	0	0
	7	21	27	23	16	23

(1) Davenne. — *Rapport sur les aliénés*, p. 62.

En 1852, les deux services du quartier des aliénés de Bicêtre furent divisés en trois sections ; la troisième comprenait les épileptiques adultes et enfants, et les enfants idiots. Le rapport fait, à ce propos, par Davenne, nous fournit des détails statistiques intéressants sur le nombre des enfants admis de 1834 à 1852.

Admis de 2 à 6 ans	52
— de 6 à 12 ans	185
— de 12 à 18 ans	542
Total	789
Sortis de 2 à 6 ans	22
— de 6 à 12 ans	83
— de 12 à 18	367
Décédés de 2 à 6 ans	14
— de 6 à 12 ans	44
— de 12 à 18 ans	98
Total des sortis et décédés	628
Existants au 1er janvier 1852	152

Au 31 décembre 1860, il y avait 102 enfants idiots et épileptiques. Durant la guerre, l'hospice de Bicêtre tout entier fut évacué, de telle sorte que le 31 décembre 1871, il n'était rentré que 44 enfants. Le 31 décembre 1879 alors que nous venions de prendre le service depuis trois mois, les enfants existants étaient au nombre de 98, non compris les 20 enfants arriérés et épileptiques dits simples ou réputés non aliénés. soit 118 enfants.

Nous aurions voulu fournir des renseignement analogues sur la Salpêtrière, mais cela ne nous a pas été possible. Cet établissement fut ouvert le 14 mai 1656 avec 628 femmes de tout âge. Il y avait, en outre, d'après notre ancien élève, le docteur Boucher (1), « 192 enfants depuis deux ans et six ans ». Camus, au contraire, prétend que les enfants n'ont été admis qu'en 1680.

(1) Boucher (L.). — *Salpêtrière, son histoire de 1656 à 1790*, Paris, 1883.

D'après un autre document publié par le docteur Boucher, en 1679, le dortoir dit de l'Enfant Jésus contenait 163 enfants. Quels étaient-ils exactement au point de vue médical, c'est ce que nous ignorons. En 1750 on comptait 984 enfants et en 1800, 507 sur la nature desquels nous ne sommes pas davantage renseignés.

En 1852, il y avait 252 enfants idiots ou épileptiques, en 1870, 83; — en 1880, 111 ; — en 1890, 107.

Le 27 novembre 1873, le Conseil général de la Seine décida d'approprier les bâtiments de la ferme de l'asile de Vaucluse, abandonnés, à l'usage d'une colonie de jeunes idiots. « Sans nous faire trop d'illusions sur les résultats qui pourront être obtenus dans l'état intellectuel de ces enfants, écrivent les inspecteurs généraux, il n'est pas douteux pour nous, qu'ils seront là beaucoup mieux que dans l'enceinte d'un asile d'aliénés, qu'à Bicêtre notamment; que leur développement physique y gagnera certainement et que celui-ci, réagissant sur le moral, pourra déterminer quelques améliorations aussi de ce côté... (1) »

Les inspecteurs sont très sobres de renseignements sur la situation des enfants idiots dans les asiles de la province; aussi n'avons-nous que peu de citations à leur emprunter.

« En 1853, disent-ils (*loc. cit.*, p. 92), Parchappe considérait comme indispensable la création dans tous les asiles d'un quartier d'enfants. En fait, cette création n'a été reconnue nécessaire que dans un certain nombre d'établissements, et cela surtout parce qu'en général, contrairement aux prévisions de notre éminent collègue, les départements, par raison d'économie, ont restreint, dans des proportions regrettables, l'admission des idiots dans les asiles. Ces établissements, en effet, ne renferment en moyenne que 1,5 °/₀ d'enfants au-dessous de seize ans. On ne peut donc leur affecter un quartier spécial que dans les grands asiles et surtout dans ceux qui

(1) *Rapport général sur le service des aliénés en 1874*, par les inspecteurs généraux du service, MM. les Drs Constans, Lunier et Dumesnil. Paris, 1878.

n'admettent qu'un sexe. Les seuls qui aient des quartiers d'enfants, sont : pour les garçons : Armentières, Bicêtre, Clermont (Oise), Fains, Maréville, Prémontré, Quatre-Mares, Saint-Alban; pour les femmes : la Salpêtrière, et pour les deux sexes : Evreux, Montdevergues, Montpellier ».

Les inspecteurs généraux évaluaient alors le nombre des idiots, en France, à 36,000 et ils donnaient les renseignements suivants sur ceux qui étaient hospitalisés :

Au 1er janvier 1874, les asiles renfermaient 5,083 individus (2,626 hommes et 2,457 femmes), affectés d'imbécillité proprement dite ou d'idiotie. A la fin de l'année, leur nombre s'était accru de 215 (148 hommes et 67 femmes). Le chiffre des existants à cette époque était, par rapport à la totalité des malades, de 12,58 %.
Le nombre des crétins internés est fort peu élevé ; il a même baissé de quelques unités pendant l'année qui nous occupe ; de 89 — 39 hommes et 50 femmes — il est tombé à 80 : 37 hommes et 43 femmes.

Les inspecteurs généraux ajoutent :

En 1864, il y avait, en tout, 42 crétins internés ; notre rapport de cette époque disait, avec raison, qu'il serait désirable, à défaut de maisons spéciales, que les portes des asiles s'ouvrissent plus largement, surtout pour les semi-crétines. Une des causes, en effet, de la perpétuation de cette triste dégénérescence dans les pays endémiques, est la faculté avec laquelle celles-ci s'abandonnent au premier venu ; or, on sait que les enfants ainsi procréés sont presque tous crétins, comme leurs mères (*Loc. cit.*, p 476).

C'est à peu près tout ce que nous trouvons concernant les enfants idiots dans le rapport des inspecteurs généraux de 1874.
Il aurait été très intéressant de savoir combien il y avait d'enfants idiots et épileptiques dans les asiles. Ils n'ont pas cru utile de le dire. D'ailleurs, ils ne paraissaient pas partager entièrement les idées si sensées de Parchappe sur l'assistance de ces enfants, et il semble qu'ils ignoraient

en grande partie les résultats si encourageants obtenus dans divers pays.

Depuis cette époque, c'est-à-dire depuis 20 ans, les différents ministres de l'intérieur de la République, n'ont fait publier aucun nouveau rapport par le service de l'inspection, ce qui est très regrettable.

En l'absence de ces rapports afin de vous renseigner sur l'état exact de l'*hospitalisation* des enfants idiots et arriérés, en France, nous avons dû procéder à une laborieuse enquête dont nous donnerons les résultats dans les chapitres suivants.

Il ressort de ce que nous venons de dire que, en 1874, en dehors de l'*hospitalisation*, d'ailleurs insuffisante, qui existait dans le département de la Seine, elle était, dans dans le reste du pays, à peu près insignifiante.

§ II. — Traitement et Éducation.

De même que c'est à Paris que l'on a hospitalisé, tout d'abord, dans une certaine mesure, les enfants idiots, de même c'est là que l'on a commencé à s'occuper du *traitement* de ces déshérités. Les circonstances qui motivèrent le premier essai du traitement des enfants idiots méritent d'être rappelées, du moins brièvement.

Vers la fin de l'an VII, trois chasseurs rencontrèrent dans les bois de la Caure (Aveyron), un enfant de 11 à 12 ans dont ils s'emparèrent au moment où il grimpait sur un arbre pour se soustraire à leur poursuite. Les journaux firent grand bruit de cet évènement. M. de Champigny, alors ministre de l'intérieur, donna des ordres pour le faire venir à Paris.

Le *Sauvage de l'Aveyron*, c'est ainsi qu'on désignait cet enfant, fut examiné par Ph. Pinel et par Itard. Pinel déclara que, pour lui, le sauvage de l'Aveyron était atteint d'*idiotisme incurable*. Itard, imbu des idées de Locke et de Condillac, crut à la perfectibilité de l'enfant et se chargea de son éducation. Cette erreur de diagnostic nous a valu les deux beaux rapports dans lesquels il expose les nombreux procédés qu'il a employés pour perfectionner le malheureux enfant idiot qui lui avait été confié. Ces rapports, à peu près inconnus des médecins, tout à fait ignorés de ceux qui s'occupent de l'enseignement, sont pleins d'aperçus originaux, d'indications ingénieuses, de procédés pédagogiques spéciaux. Ils constituent, pour employer les expressions de M. Delasiauve « un premier chapitre important de l'*Éducation des idiots* » (1).

Le second rapport d'Itard parut en 1807. Personne ne songea, durant nombre d'années, à appliquer ses procédés au traitement et à l'éducation des enfants idiots de Bicêtre, de la Salpêtrière et de l'hospice des Incurables. En 1824, Belhomme, interne à la Salpêtrière, pensa qu' « il était possible d'améliorer la position malheureuse des idiots et qu'une sorte d'éducation pouvait leur être donnée ». Il les classa en catégories et arriva à cette conclusion « que les idiots sont éducables suivant leur degré d'idiotie » (2).

Quatre ans plus tard, Ferrus « organisa à Bicêtre une sorte d'école où chaque matin et dans le courant de la journée, il faisait conduire les enfants et les adolescents qui paraissaient lui offrir quelques ressources dans l'esprit ». Vers 1831, J. P. Falret entreprit la même tâche à la Salpêtrière. En 1834, F. Voisin créa, pour les enfants idiots un *établissement orthophrénique* qui, malheureusement, ne dura que quelques années. Toutefois, si l'on en juge par les travaux de ces auteurs, leur opinion favorable au relèvement intellectuel des idiots et à la

---

(1) Nous avons fait réimprimer, cette année, par les enfants de Bicêtre, les *Rapports et Mémoires* d'Itard *sur le Sauvage de l'Aveyron, l'Idiotie et la Surdi-mutité.*

(2) Il a exposé ses idées dans sa thèse intitulée : *Essai sur l'idiotie*. Paris, 1824. Nous l'avons réimprimée dans le premier volume de notre *Bibliothèque d'éducation spéciale* (*Recueil de mém. notes et observations sur l'idiotie*).

possibilité de leur éducation, qui repose d'ailleurs sur des faits, n'est pas complétée par un exposé des méthodes et des procédés qu'il convient d'employer pour arriver à des résultats sérieux. Seul F. Voisin a essayé d'indiquer quel était « le meilleur mode d'éducation qu'il fallait adopter pour les enfants qui sortent de la ligne ordinaire ». De plus, il a tracé, dans un tableau très bien ordonné, « une analyse psychologique de l'entendement humain chez les idiots » qui peut être, encore aujourd'hui, un excellent guide pour le médecin chargé d'un service d'enfants idiots ainsi que pour ses collaborateurs, les internes, les maitres et les maitresses d'école, sans oublier même les infirmiers et les infirmières, mis de la sorte en mesure de fournir à l'occasion des renseignements plus exacts et plus intelligents.

C'est à Edouard Séguin qu'appartient l'honneur et le mérite d'avoir créé la véritable méthode du traitement médico-pédagogique de l'idiotie. En 1837, il entreprit, sur le conseil de ses maitres Itard et Esquirol, le traitement d'un enfant idiot. Sa première publication porte sur l'amélioration qu'il avait obtenue chez cet enfant (1).

L'année suivante, il fit paraitre un second mémoire intitulé : *Conseils à M. O.... sur l'éducation de son enfant idiot*. En 1841, il publia sous ce titre : *Théorie et pratique de l'éducation des idiots*, les leçons qu'il avait été chargé de faire par le ministre de l'intérieur à l'Hospice des Incurables. Ces essais ont été l'objet d'un rapport d'Orfila au Conseil général des hôpitaux et hospices civils de Paris. Dans le préambule de la délibération conforme, en date du 12 octobre 1842, qui suivit ce rapport, nous lisons ces lignes :

« Que la méthode de M. Séguin appliquée à des intelligences arriérées ou presque nulles, est parvenue à inculquer à

(1) *Résumé de ce que nous avons fait pendant 14 mois*, Esquirol et Séguin. Paris, 1838.

ces enfants des principes d'ordre, de régularité, d'obéissance, de discipline, des habitudes de travail, des notions de lecture, d'écriture ou de calcul ; que ces résultats constatés une première fois par des membres du conseil, ont été confirmés par l'enquête qui vient d'être faite par une nouvelle commission ; que les exercices auxquels les enfants ont été livrés ont eu surtout pour effet d'améliorer leur santé par la gymnastique et les travaux manuels, de développer, par l'éducation morale, des facultés inertes et bornées, mais susceptibles pourtant de modifications notables ; qu'il est, par conséquent, désirable de continuer cet essai, et de l'étendre au plus grand nombre possible d'enfants privés de la raison ; que M. Séguin pourrait avec avantage être chargé d'appliquer sa méthode aux nombreux idiots de l'hospice de Bicêtre, auxquels seraient réunis ceux dont l'éducation a été commencée à l'hospice des Incurables et que cette nouvelle épreuve, tentée pendant une année, mettrait à même de reconnaitre avec certitude le mérite des procédés employés par M. Séguin ».

Et, en conséquence de cette délibération, le Préfet de la Seine prit le 9 novembre suivant, un arrêté approuvant la délibération du Conseil des Hospices et autorisant Séguin à continuer, jusqu'à la fin de l'année 1843, les essais qu'il avait faits à l'Hospice des Incurables sur l'application de sa méthode et chargeant les médecins de Bicêtre de suivre les progrès et les effets de cette méthode.

Séguin fut installé à Bicêtre à la fin de novembre 1842. La lecture des registres de cet établissement nous a montré que l'Administration ne l'a pas aidé sérieusement dans la tâche généreuse qu'il avait entreprise. Des difficultés de toutes natures surgirent à chaque instant, des accusations sourdes et calomnieuses furent portées contre lui. A la fin de décembre 1843, il dut se retirer. C'est alors qu'il semble avoir fondé sa petite école de la rue Pigalle, sur l'histoire de laquelle nous ne possédons qu'un rapport, du reste favorable, de Ferrus (1).

(1) Nous publierons ce rapport, inédit, dans un prochain volume de notre *Bibliothèque d'éducation spéciale*.

En 1846, neuf ans après le début de ses travaux, Séguin publia son admirable livre : *Traitement moral, hygiène et éducation des idiots et des autres enfants arriérés*, livre à peu près inconnu en France, classique à l'étranger, « où il est encore aujourd'hui, le manuel modèle, pour ceux qui s'intéressent à l'éducation des idiots » (1). Conduire l'enfant comme par la main, de l'éducation du système musculaire à celle du système nerveux et des sens, de celle des sens aux notions, des notions aux idées, des idées à la moralité, tel est le but que poursuivit Séguin. « Son système remarquable d'instruction et d'éducation des idiots, dit le Dr Fernald, consiste dans l'exacte adaptation des principes de physiologie, par des moyens et des instruments physiologiques, au développement des fonctions dynamiques, perceptives, réflexes et spontanées de l'enfance. Cette éducation physiologique des cerveaux défectueux, résultant de l'éducation systématique des sens spéciaux, des fonctions et du système musculaire, était considérée comme une théorie visionnaire, mais elle a été vérifiée et confirmée par les expériences modernes et par les recherches de psychologie physiologique.

« *L'école de Séguin*, ajoute M. Fernald, *fut visitée par des savants et des philanthropes de presque toutes les parties du monde civilisé et, sa méthode portant l'épreuve de l'expérience, d'autres écoles basées sur cette méthode furent bientôt établies dans diverses contrées* ».

Nous avons tenu à reproduire les termes même de cette appréciation si juste des travaux, nous dirons même plus, du génie de notre compatriote, d'autant plus que dans d'autres pays tout en appliquant sa méthode on oublie de lui en attribuer le mérite.

A Berlin, en 1842, une école pour l'instruction des idiots fut ouverte par le Dr Saegert. Il commença avec une ving-

(1) Walter E. Fernald. — *The History of the Treatment of the Feeble-Minded*. Boston, 1893.

taine d'idiots, en même temps qu'il continuait l'éducation des sourds-muets dont il dirigeait l'École. A la même époque, Guggenbulh établit sur le versant de l'Abendberg, en Suisse, une école pour les soins et l'éducation des enfants crétins.

En Angleterre, les Asiles-Écoles pour les enfants idiots furent dus à l'initiative de miss White, de Bath, en 1846. Un article sur l'idiotie, paru en 1847, dans le journal des Chambres d'Édimbourg attira vivement l'attention. L'Ecole de Park-House, Highgate, fut ouverte par Mrs Plumbe et les Drs Gascel, Andrew Reed et Conolly. L'argent fit le reste. Essex-Hall, Colchester furent fondés; dix mille livres sterling étaient apportées sur la première pierre d'Éarslwood. Telle fut l'origine de l'assistance, de l'éducation et du traitement des enfants idiots en Angleterre.

Nous verrons plus loin (CHAPITRE VI), comment à la même époque, la question fut abordée, conduite et résolue aux États-Unis d'Amérique (1).

Toutefois, dès maintenant, nous devons signaler la part qui revient à Séguin, dans l'organisation des asiles d'enfants idiots en Amérique, où il s'était rendu en 1848, où il compléta ses études et prit ses grades à University College de New-York. Grâce à la réputation qui l'avait devancée, à son activité, à sa persévérance, à son dévouement, à son esprit original et inventif, il a obtenu des résultats considérables, apporté la conviction dans l'esprit des médecins, suscité l'ardeur des administrateurs, et présidé ou participé à l'organisation d'une partie des établissements pour les enfants idiots qui existent aux États-Unis et comptent parmi les plus prospères (2).

Dans un travail récent, le Dr Ambroise M. Miller s'ex-

(1) Summer. — *De l'Éducation des idiots*, lettre au Dr Howe (*Annales de la Charité*, 1847, page 695).

(2) Édouard Séguin, né le 20 janvier 1812 à Clamecy, est mort à New-York le 28 octobre 1880. In *Memory of Ed. Séguin*. New-York, 1880.

prime ainsi : « Un demi-siècle de patience et d'investigation a développé et formulé une science spéciale au sujet des enfants idiots et arriérés. Cette science embrasse la médecine, la physiologie, la psychologie, la philanthropie, une connaissance des arts industriels qui sont mis à contribution dans les asiles-écoles ; enfin une connaissance des détails de l'administration d'une vaste institution, comme sont celles qui sont consacrées au traitement de ces enfants *défectifs*. Le Dr Séguin, de Paris (France), fut le *premier des* PREMIERS dans cette œuvre et dans son développement. Tandis que les noms qui l'ont suivi doivent être écrits en lettres d'or, les lettres du sien doivent être serties de diamants. »

Nous allons maintenant passer en revue l'état de l'Assistance publique et privée des enfants idiots et dégénérés en France et à l'étranger.

CHAPITRE II

De l'assistance des enfants idiots et dégénérés dans les départements.

Dans le but d'avoir rapidement une idée exacte sur l'assistance des enfants idiots et épileptiques dans les départements, profitant de nos relations médicales et scientifiques, nous nous sommes adressé à nos amis et à nos confrères les médecins des asiles publics et des établissements privés faisant fonction d'asiles publics. Comprenant que notre demande de renseignements était faite dans l'intérêt général, tous ont eu l'obligeance de répondre au questionnaire que nous nous étions permis de leur adresser. Nous allons exposer succinctement les résultats de notre enquête.

AIN. — *Asile Saint-Georges* (H.), près Bourg, *et de Sainte-Madeleine* (F.), à Bourg. — Ces deux établissements, qui sont privés, mais font fonction d'asiles publics, reçoivent les aliénés des départements de l'Ain et de Saône-et-Loire. On n'y admet que difficilement les enfants. L'opposition vient souvent des maires qui tiennent avant tout à ménager le budget de leur commune et qui, soit par leur ascendant sur les familles indigentes, soit par ignorance ou incurie, retardent l'admission jusqu'à ce que l'enfant devienne un danger.

Leur placement se fait donc plutôt en vue de l'ordre et de la sécurité publique qu'en vue de l'assistance et du raitement. Il semble toutefois que, depuis quelques nnées, l'admission s'obtient plus facilement.

A la date du 1er mai 1894, il y avait 11 garçons à

l'asile Saint-Georges et 4 filles à l'asile Sainte-Madeleine.

Selon que ces enfants sont propres ou non, on les place le jour dans les salles annexées soit à l'infirmerie des malades propres, soit à celles des gâteux. Ils profitent également des préaux de ces quartiers. Une religieuse fait la classe aux enfants susceptibles d'acquérir quelque instruction. Actuellement quatre garçons sur 11 savent lire, écrire et calculer. On essaye aussi d'apprendre aux filles des travaux d'aiguille. De 1884 à la fin de 1893, les admissions ont été de 1, 2, 3 ou 4 par an, pour les garçons. De 1884 à 1890, il n'y a eu aucune admission de fille; il y en a eu 1 en 1891, 2 en 1882 et 2 en 1893.

AISNE. — *Hospice départemental et dépôt de mendicité de Montreuil-sous-Laon.* — Le nombre des enfants au-dessous de 15 ans, présents dans cet établissement au 1er janvier 1894, était de 20 garçons et de 16 filles. De 1884 à 1894, le chiffre des admissions a varié, pour les garçons de 1 à 11, pour les filles de 1 à 6. « Nous ne sommes pas précisément organisés pour l'éducation de ces enfants recrutés parmi les idiots, les infirmes, les épileptiques, etc. Deux pensionnaires de la maison donnent à ceux qui les peuvent recevoir avec quelque profit des leçons de lecture, d'écriture, de calcul. Quand ils arrivent à 15 ou 16 ans, on essaie de les faire travailler soit à la culture, soit dans les ateliers. Un travail modéré dans les champs a parfois donné de bons résultats à tous les points de vue... Depuis 10 ans, nous avons eu aussi des succès pour ainsi dire inespérés : des garçons d'une dizaine d'années, classés comme idiots-gâteux, signalés comme vicieux, sont devenus des travailleurs presque ordinaires, puis des soldats par engagement ou par leur tirage au sort. »

Asile de Prémontré. — L'administration préfectorale et le conseil général de l'Aisne envoient les enfants à l'hospice de Montreuil-sous-Laon dont nous venons de parler. Là, une sélection s'opère et l'administration de Montreuil fait diriger, par le préfet, sur l'asile de Prémontré les sujets qui lui ont paru réfractaires à toute éducation et ne peuvent être employés à aucun travail. L'asile de Prémontré qui, comme on le voit, reçoit le dessous du panier comptait, au 1er mai, 6 garçons et 8 filles au-dessous de 15 ans. « Une surveillante donne des leçons d'instruction primaire à 3 ou 4 filles. qui ont paru susceptibles d'apprendre et quelques notions de travaux à l'aiguille. Plusieurs petits garçons se livrent à des travaux manuels. Le plus grand nombre n'est pas apte à recevoir une éducation quelconque. Tous les enfants que nous avons actuellement sont incurables. »

Les garçons sont dans un quartier spécial. Toutefois ce quartier reçoit aussi — en raison de l'encombrement — quelques vieillards inoffensifs et choisis. Les petites filles sont disséminées dans les quartiers de la façon qui correspond le mieux à leur état physique et mental. De 1884 à 1893 inclusivement les admissions ont oscillé de 1 à 5 pour les garçons et de 1 à 4 pour les filles.

Allier. — *Asile Ste-Catherine*, situé à Yzeure près Moulins.—Cet établissement comprend deux grandes sections : l'asile d'aliénés proprement dit et l'asile du Haut-Barrieux ouvert en 1887, réservé aux épileptiques simples (non atteints d'idiotie ou d'aliénation mentale). Dans le premier et de tout temps les enfants ont été admis à tout âge sans aucune difficulté; dans le second, depuis l'année dernière, en attendant la création d'un quartier spécial d'enfants, la préfecture n'admet que les garçons au-dessus de 15 ans et les filles au-dessus de 12 ans. Les enfants admis avant cette décision ont été conservés à l'asile du Haut-Barrieux. A la date du 1er mai, il y avait à l'asile Ste-Catherine quatre garçons et une fille âgés de moins de 15 ans, et à l'asile du Haut-Barrieux cinq garçons et cinq filles dits épileptiques simples. Le tableau suivant indique le nombre des admissions, année par année depuis dix ans :

ASILE DE SAINTE-CATHERINE ET DU HAUT-BARRIEUX A YZEURE (ALLIER).

ANNÉES	GARÇONS		FILLES		TOTAUX		OBSERVATIONS
	A	E	A	E	A	E	La lettre A désigne le nombre des admisssions d'enfants à l'asile d'aliénés proprement dit ; La lettre E celui des enfants épileptiques admis à l'asile spécial du Haut-Barrieux depuis 1887.
1884	3	»	4	»	7	»	
1885	4	»	8	»	12	»	
1886	5	»	1	»	6	»	
1887	1	3	2	»	3	3	
1888	2	»	»	2	2	2	
1889	1	1	1	»	2	1	
1890	2	1	»	2	2	3	
1891	1	3	1	1	2	4	
1892	3	4	»	3	3	7	
1893	1	1	1	2	2	3	

Aux enfants idiots on ne donne que les soins hygiéniques ; on ne fait ni entrainement intellectuel, ni entrainement physique. A l'asile du Haut-Barrieux, les enfants sachant lire et écrire font des lectures de livres des classes primaires et écrivent quelques pages d'écriture graduée (méthode Godchaux) pour ne pas oublier les quelques connaissances acquises avant l'entrée.

A l'asile, les enfants sont placés dans un quartier spécial pour chaque sexe ; mais, par suite du chiffre croissant de la population, on est obligé de laisser dans ces quartiers, quand ils sont calmes, les aliénés admis comme enfants depuis plusieurs années et qui, en grand nombre ont atteint ou dépassé leur majorité. A l'asile du Haut-Barrieux, il n'existe pas de quartier réservé aux enfants.

ALPES-MARITIMES. — *Asile (privé) de Saint-Pons* (Nice).

Les familles ne paraissent recourir à l'hospitalisation que lorsqu'elles ne peuvent pas faire autrement. Le 1er mai, il y avait à l'asile 3 garçons épileptiques, 3 filles épileptiques et 3 idiotes. En 1884 et 1885 aucune admission. De 1886 à 1893 : 18 admissions. Les enfants sont généralement placés au quartier d'infirmerie ; s'ils sont grands et forts dans celui des semi-tranquilles.

ARDÈCHE. — *L'asile de Privas* comptait 8 garçons et 2 filles le 1er mai dernier. De 1884 à 1893, on a admis 11 garçons e 3 filles : « Traitement suivant l'état mental et la situation physique. On fait ce qu'on peut pour leur donner l'instruction et l'éducation qu'ils sont susceptibles de recevoir ».

ARIÈGE. — *Asile de Saint-Lizier*. — Il n'y a pas d'enfants dans cet établissement.

AUDE. — *Asile de Limoux*. — Le 1er mai, il y avait trois garçons et une fille ; on ne fait rien pour leur éducation et leur traitement. « Les garçons ont un quartier spécial depuis 1892. La petite fille est dans le quartier des femmes tranquilles. — Une admission en 1894 ; rien de 1885 à 1888 ; dix admissions de garçons et deux de filles de 1889 à 1892.

AVEYRON. — *Asile de Rodez*. — Les familles ne sollicitent l'admission des enfants que lorsqu'il leur a été impossible de les faire accepter autre part. La majeure partie des enfants arriérés et épileptiques sont hospitalisés dans différents hospices du département. Un certain nombre, nous dit-on, serait placé à l'établissement de *Ladevèze* dans le Cantal, sur les confins de l'Aveyron. On a une tendance à les recevoir plus facilement qu'autrefois. Le 1er mai, il y avait, à l'asile, 3 garçons et 3 filles. Aucune admission de 1884 à 1886 ; de 1887 à 1893, on a reçu 5 garçons et 6 filles dont 4 étaient en même temps épileptiques.

On essaye d'apprendre aux enfants à lire, à coudre et tricoter. Ils sont placés avec les adultes dans le quartier des épileptiques.

Bouches-du-Rhone. — Il n'existe pas d'enfants idiots et arriérés dans les asiles de ce département, l'asile Saint-Pierre près Marseille et l'asile d'Aix. — Deux établissements privés, l'Oratoire de Saint-Léon, qui reçoit 250 enfants âgés de plus de 12 ans, et l'orphelinat des enfants de l'Étoile qui contient 210 enfants au-dessus de 7 ans, compteraient, nous dit-on, parmi leurs élèves, un certain nombre d'enfants arriérés.

Calvados. — *Asile du Bon-Sauveur de Caen.* — L'administration préfectorale accepte très facilement le placement des enfants, mais le Conseil général proteste quelquefois pour raison d'économie. A la date du 1er mai, on comptait 45 garçons et 80 filles, total 125 enfants.

ANNÉES	GARÇONS	FILLES	TOTAUX
1884	8	5	13
1885	7	6	13
1886	12	4	16
1887	6	10	16
1888	7	6	13
1889	3	9	12
1890	17	3	20
1891	13	7	20
1892	5	5	10
1893	5	7	12

Au point de vue du traitement, on s'occupe surtout de l'état général qui, au moment de l'entrée, est ordinairement déplorable. Quant à l'éducation, si les enfants sont suceptibles de profiter des leçons du pensionnat annexé à l'établissement, on les y reçoit (?). — Les enfants épileptiques sont dans un quartier spécial et, autant que possible, isolés des malades dont l'influence pourrait être mauvaise pour eux.

CANTAL. — *Quartier d'hospice à Aurillac.* — Les enfants ne sont admis que s'ils sont indigents et lorsqu'il y a danger pour la sécurité publique. Il est difficile de réaliser ces conditions, beaucoup de maires se refusant, jusqu'à la dernière extrémité, à donner le certificat d'indigence, à cause de la part de dépense afférant à la commune dans le cas d'internement. Aussi n'y a-t-il presque jamais d'enfants dans le quartier d'hospice, et c'est ce qui a lieu actuellement. Quand le département, de concert avec l'hospice d'Aurillac, eut décidé de rebâtir l'asile des aliénés (quartier d'hospice), il a été prévu d'y faire une petite section d'enfants. Elle a été construite mais n'a pas été organisée ni ouverte ; tout est donc à créer sauf le plancher et les quatre murs de la section (Dr Girou).

CHARENTE. — *Asile de Breuty-la-Couronne.* — Pas de quartier spécial. La présence des enfants au milieu d'adultes offre pourtant de graves inconvénients. Le 1er mai, il y avait à Breuty 3 garçons et 2 filles. De 1884 à 1893, les admissions ont oscillé de 1 à 4 pour les garçons, de 1 à 2 pour les filles. — « On s'efforce de leur donner quelques notions premières, de développer chez eux les bons sentiments, de réprimer les mauvais et de leur procurer des distractions. »

CHARENTE-INFÉRIEURE. — *Asile de Lafond à la Rochelle.* — Le département de la Charente-Inférieure, n'ayant pas de quartiers d'enfants, a traité avec l'asile de la Roche-sur-Yon, pour leur admission. Maintenant les enfants sont donc adressés directement à l'asile de La Roche-sur-Yon. Le Conseil général a chargé M. le Dr Mabille, médecin-directeur de Lafond, d'étudier la création, dans cet asile, de quartiers d'enfants. « Les plans et projets d'installation de ces nouveaux quartiers seront probablement soumis au Conseil général dans sa session d'août. Cette création est très désirable, car l'assistance des enfants idiots et arriérés est, de fait, nulle, et les familles reculent devant un éloignement trop grand. De 1884 à 1893, les admissions ont varié d'une à trois pour les garçons, d'une à quatre pour les filles et, à la date du 1er mai, pour les raisons indiquées, il n'y avait à l'asile ni garçons ni filles. »

CHER. — *Asile de Beauregard*, près Bourges. — Ce département reçoit des enfants épileptiques des deux sexes dans deux sections distinctes de l'Asile départemental des incurables et épileptiques, dit de St-Fulgent, situé à Bourges, sous la direction médico-administrative de M. le Dr Chambard. Ces malades sont réputés non aliénés. — L'asile d'aliénés de Beauregard, près Bourges, dont la direction médico-administrative appartient également à M. le Dr Chambard, reçoit les malades réputés dangereux. L'asile de St-Fulgent renferme 17 enfants épileptiques, dont 11 garçons et 6 filles ; celui de Beauregard 2 garçons et 1 fille. Malgré l'existence de ces deux asiles, l'assistance des enfants arriérés et épileptiques n'est pas encore ce qu'elle devrait être dans ce département. — Les moyens de traitement et d'éducation laissent beaucoup à désirer : pas d'école, absence ou insuffisance d'appareils hydrothérapiques, ni leçons de choses, ni distractions, ni promenades. A l'asile de Beauregard il n'y a pas de quartier spécial pour les enfants, d'ailleurs, peu nombreux. Les enfants sont mélangés avec les adultes et répartis dans les divers quartiers, sauf ceux des agités et des épileptiques. De 1884 à 1893, les admissions ont varié de 1 à 4 pour les garçons, de 1 à 3 pour les filles.

mai, l'asile contenait 8 garçons et 7 filles. De 1884 à 1893,

Dans sa session d'avril 1892, le Conseil général du Cher a voté une somme de 12.400 fr. pour l'aménagement, à l'asile St-Fulgent, d'un quartier spécial pour les enfants épileptiques, dans le but, surtout, de mettre un plus grand nombre de places à la disposition des malades du département et des autres départements qui paient à l'asile un prix de pension rémunérateur de 1 fr. 10 par jour (1). Ces enfants étaient, auparavant, confondus avec les adultes atteints de la même affection. Le nouveau quartier, composé d'un dortoir, d'une infirmerie, d'une salle d'isolement pour maladies contagieuses, d'un chauffoir, d'un atelier où, d'ailleurs, il ne se fait ni classes, ni travaux manuels, d'une chambre de gardien, parait assez convenable. Toutefois la cour, trop étroite, est entourée de murs trop élevés qui ne laissent aux petits malheureux aucun horizon.

CORRÈZE. — *Asile de la Cellette.* — Cet établissement, qui est privé et reçoit des malades de la Corrèze et du Puy-de-Dôme ne renferme actuellement aucun enfant. On a reçu, en 1884, un épileptique de 11 ans; en 1886, un épileptique sourd-muet de 9 ans; en 1886, deux épileptiques de 1[illegible] et 13 ans, un aveugle sourd-muet épileptique et un idiot de 1[illegible] ans; en 1888, un épileptique de 13 ans; en 1889, un épileptique de 12 ans. (Dr Bargy.)

CÔTES-DU-NORD. — *Asile de Lehon*, près Dinan. — On ne reçoit les enfants que s'ils sont déclarés *dangereux* pour leur entourage ou pour eux-mêmes, autrement non. Parfois, et par mesure d'économie, l'administration évite l'internement en allouant une somme variable aux familles qui s'engagent à surveiller leurs idiots et à subvenir à leurs besoins.

(1) Le prix de journée a été abaissé de 0 fr. 90 à 0 fr. 80 parce que l'asile St-Fulgent avait réalisé un certain boni! Singulière assistance qui n'a rien de républicain.

Le 1er mai dernier, l'asile renfermait douze garçons au-dessous de 16 ans, dont deux épileptiques. De 1884 à 1893, les admissions ont varié de deux à six. (L'asile de Lehon est exclusivement consacré aux hommes). Les enfants sont placés dans le quartier des paralytiques et des gâteux mais groupés pour les repas. Ils ont leur dortoir et leur préau distincts. L'instruction proprement dite est nulle. On s'efforce de discipliner les enfants et de les habituer à quelques travaux agricoles ou autres.

Cote-d'Or. — *Asile de Dijon.* — L'admission des enfants, de même que celle des aliénés, n'est prononcée que si le malade est déclaré *dangereux*. M. le Dr S. Garnier a obtenu du Conseil général l'autorisation d'admettre, par an, 20 malades non dangereux, mais l'internement n'est prononcé qu'après le vote par la commune du contingent d'entretien fixé par l'assemblée départementale. Au sujet des enfants séquestrés dans la Seine et dont le transfert était ordonné, M. S. Garnier a fait remarquer que vu l'absence, à l'asile de Dijon, de quartier spécial et d'enseignement pédagogique, il était préférable de laisser les enfants dans les asiles de la Seine. Malgré cet avis motivé et humain, les demandes de transferts d'enfants originaires de la Côte-d'Or, dont les parents habitent la Seine, ainsi que nous l'avons constaté, n'en ont pas moins continué.

Actuellement, il n'y a pas d'enfants dans l'asile. De 1884 à 1893, les admissions ont varié d'une à cinq pour les garçons, d'une à deux pour les filles. Plusieurs étaient en même temps épileptiques. En 1885, sur cinq garçons reçus, il y en a eu deux comme atteints de pyromanie et l'admission a été ordonnée après un non-lieu. Les enfants sont disséminés avec les autres aliénés et n'ont à leur disposition aucun moyen d'instruction et d'éducation spéciales.

Eure. — *Asile de Navarre*, près Évreux. — L'admission des enfants a toujours été et est encore difficile. Le 1er ces admissions ont varié d'une à cinq pour les garçons, d'une à cinq pour les filles. — Les enfants sont dans un quartier spécial, *qui était affecté primitivement pour eux*, mais comme ils ne sont pas assez nombreux pour occuper toutes les places, on y laisse les idiots, demeurés adultes, jusqu'à l'âge de 25 ou 30 ans, et on y met même quelques malades tranquilles. Il n'y a ordinairement que trois ou quatre enfants qui sont susceptibles de recevoir une certaine instruction. Cette instruction leur est donnée par d'anciens instituteurs ou d'anciens professeurs qui sont à l'asile comme malades. Les enfants les moins intelligents sont occupés au ménage ou aux terrassements, les autres à la couture, au repassage, à la ferme, etc. (Dr Brunet).

Eure-et-Loir. — *Asile de Bonneval.* — L'Administration préfectorale envoie très facilement les enfants idiots et épileptiques à l'asile. Le Conseil général n'a jamais fait d'observations à ce sujet. La population infantile était de 14 le 1er mai dernier : 9 garçons et 5 filles âgés de moins de 16 ans. De 1884 à 1893, les admissions ont varié annuellement d'une à six pour les garçons, d'une à trois pour les filles. Elles ont été plus nombreuses depuis 1890. Cela tient sans doute à ce que le Conseil général d'Eure-et-Loir a décidé de recevoir, à l'asile départemental, les épileptiques simples, adultes et enfants, sans toutefois créer un quartier spécial. Tous les sujets, sans exception, envoyés à l'asile avec le diagnostic : « épilepsie sans troubles mentaux », étaient ou des déments épileptiques, ou des épileptiques délirants, ou des épileptiques impulsifs dangereux. Il n'existe ni matériel spécial, ni instituteur pour l'éducation des enfants. Le traitement est donc seulement pharmaceutique. On fait aussi usage de l'hydrothérapie. Quand ces enfants sont arrivés à un certain âge, que leurs forces physiques et leur degré de développement intellectuel le permet, on les fait travailler au jardin, à la ferme et aussi dans les ateliers de cordonnerie et de menuiserie. Les enfants ne sont pas isolés dans des quartiers spéciaux ; ils sont mélangés avec les malades adultes, on ne les place pas systématiquement dans tel ou tel quartier, on tient compte de leur état mental et aussi de leurs tendances nocives, quand elles existent. C'est ainsi que nous avons au quartier des gâteux des idiots très prononcés, gâteux, vivant seulement de la vie végétative. Aux tranquilles ou aux épileptiques, nous avons d'autres enfants capables de s'occuper. Les plus faibles ou les infirmes sont à l'infirmerie.

Les filles sont ordinairement toutes placées dans le vieux quartier, celui des épileptiques, parce que la sœur de la salle a l'habitude des enfants et qu'elle cherche à apprendre à lire et à écrire à celles qui lui semblent perfectibles. (Dr Camuset.)

FINISTÈRE. — 1° *Asile Saint-Athanase*, près Quimper. — Les conditions d'admission sont les mêmes que pour les aliénés ; la plupart sont placés d'office. Il y a actuellement à l'asile treize idiots au-dessous de 18 ans et, sur ce nombre, on compte quatre épileptiques. De 1884 à 1893, les admissions ont varié de quatre à neuf. Ces enfants ne comprenant que la langue bretonne, il n'est pas possible de leur apprendre à lire ou à écrire. Quelques-uns cependant ont appris à lire et un peu à écrire, avant leur entrée à l'asile.

2° *Quartier d'aliénés de l'hospice de Morlaix*. — L'Administration préfectorale admet assez facilement les enfants dans ce quartier. On les reçoit même plus facilement aujourd'hui qu'autrefois. « Cela tiendrait, d'après M. le Dr Éléouet, à ce que les familles plus familiarisées avec les idées d'asiles et d'internement sollicitent plus souvent l'admission de leurs enfants ». Le nombre des enfants au-dessous de 16 ans, présents à l'asile à la date du 18 juin, est de douze idiotes et épileptiqués. Les admissions ont varié, de 1884 à 1893, de une à trois pour les idiotes, de une à deux pour les épileptiques. Il n'y a pas de salles spéciales pour ces enfants. On construit un nouveau bâtiment où une salle particulière a été prévue. Les enfants épileptiques sont placées dans le quartier des épileptiques adultes. Les idiotes sont placées, pour la plupart, parmi les aliénées tranquilles : quelques-unes seulement sont parmi les semi-tranquilles. On essaie de les occuper, soit à la couture, soit à tricoter.

Garonne (Haute). — *Asile de Braqueville*, près Toulouse. — On n'admet les enfants que très exceptionnellement. Aussi, à la date du 1er mai, n'y avait-il que deux idiots et épileptiques et une idiote. On cherche à leur apprendre à se tenir propres, à manger seuls, à parler. Malgré les moyens rudimentaires employés, on arrive à une certaine amélioration. Les deux garçons sont à l'infirmerie des hommes et la petite fille au quartier des idiotes et démentes épileptiques adultes. De 1884 à 1887, aucune admission ; de 1888 à 1893, trois admissions.

Gers. — *Asile d'Auch.* — On admet aujourd'hui les enfants plus facilement que par le passé. Le 1er mai il y avait six enfants de moins de quinze ans. Il n'y a pas d'enseignement. Nous ignorons le chiffre des admissions dans ces dix dernières années.

Gironde. — 1° *Asile du Château-Picon*, près Bordeaux. L'administration se montre difficile pour l'admission des enfants. Il existait quatre filles le 1er mai. Il n'y a pas de traitement spécial possible, mais leur petit nombre permet de les surveiller et de les diriger dans une certaine mesure. Deux enfants sont dans le quartier de surveillance, un aux gâteux et un aux épileptiques. Les admissions ont oscillé entre une et quatre, de 1884 à 1893. (Dr Pons.)

2° *Asile de Cadillac.* — L'administration préfectorale admet et aurait toujours admis sans difficulté les enfants. A la date du 16 juin, il n'y en avait que deux. « On ne s'occupe pas de ces enfants autrement que des autres malades. Il y a quelques années, ils étaient placés au quartier de l'hôpital civil annexé à l'asile ; ils sont actuellement à l'infirmerie mélangés avec les autres malades ». — De 1884 à 1893, il y a eu 17 placements *d'office* d'enfants dont 8 idiots ; 5 épileptiques ; 4 enfants aliénés. Deux admissions en 1894.

HÉRAULT. — *Quartier d'Hospice à Montpellier.* — Admission dificile. Cinq garçons et une fille au 1er mai. Les cinq garçons sont épileptiques. Ils suivent régulièrement chaque jour les leçons qui leur sont faites par un infirmier ; trois d'entre eux en ont retiré un réel bienfait. Les enfants devenus adultes travaillent suivant leurs aptitudes. De 1884 à 1893, les admissions annuelles ont oscillé de une à quatre pour les garçons et pour les filles.

On les place dans les quartiers des malades inoffensifs. Ils sont employés dans la mesure du possible aux travaux de la maison, en particulier de la ferme. (P. Mairet.)

ILLE-ET-VILAINE. — *Asile de Saint-Méen.* — Aujourd'hui, les enfants sont reçus plus facilement qu'autrefois, surtout depuis la création en 1891, de quartiers qui leur sont particulièrement affectés. Les constructions ont été faites par les ateliers de l'asile et avec ses ressources. — Le 1er mai il y avait neuf garçons et huit filles ; — de 1887 à 1894, aucune admission ; de 1888 à 1893, les admissions ont varié de une à trois pour les garçons et pour les filles. Lectures, premières leçons du système métrique, leçons de choses, promenades, gymnastique, hydrothérapie, jeux divers.

INDRE-ET-LOIRE. — *Quartier de l'hôpital général de Tours.* — L'Administration reçoit difficilement les enfants ; il faut qu'ils soient considérés comme dangereux. Les autres sont exposés à toutes les lenteurs de formalités administratives qui finissent par lasser les parents et, alors, ceux-ci préfèrent les garder près d'eux. Le nombre des enfants présents à l'asile, le 31 mai, est de trois (deux idiots et un épileptique). De 1884 à 1893, il n'y a eu que douze entrées. Ni quartier spécial, ni traitement médico-pédagogique.

— Les enfants dès l'âge de 7 ans, idiots et épileptiques, sont reçus moyennant une pension de 500 fr. pour les personnes du département, et de 700, 800 1200 et 1800 fr. pour les autres dans un quartier dirigé par les religieuses (?).

Isère. — *Asile de Saint-Robert*, près Grenoble. — Les admissions d'enfants sont toujours difficiles, un peu moins pourtant qu'autrefois. A la date du 1er mai, il n'y avait que deux garçons. De 1884 à 1893, les admissions ont oscillé d'une à quatre pour les garçons et d'une à deux pour les filles.

Jura. — *Asile Saint-Ylie* près Dôle. Les enfants seraient admis sans trop de difficulté, dit-on. Toutefois, le 1er mai, il n'y avait qu'un garçon et deux filles. Une chambre spéciale leur serait affectée. Un instituteur aliéné apprend à lire aux plus intelligents ; d'autres sont occupés à la culture. De 1884 à 1893, les admissions ont varié, chaque année, de une à deux pour les garçons, de une à quatre pour les filles.

Loire (Haute). — *Asile privé de Montredon*, près Le Puy. — Les enfants ne sont admis à l'asile que s'ils présentent les instincts pervers qui les rendent dangereux. Dans le département de la Haute-Loire, il n'a rien été fait pour ces enfants. Seul M. le Préfet, sur le fonds de secours qui est mis à sa disposition par le Conseil général, donne une petite subvention aux familles nécessiteuses, pour garder chez elles leurs enfants idiots. — A la date du 1er mai, il y avait 6 filles. — Chaque enfant est placé dans la division qui convient à son état de calme ou d'agitation, à ses instincts ; aussi actuellement 3 sont aux demi-tranquilles, une aux demi-agités et deux aux épileptiques, deux idiotes ont, en outre, des crises convulsives fréquentes. — Leur nombre étant trop petit, on ne fait rien pour leur éducation. Toutefois, chaque gardienne essaye, dans ses moments libres, d'apprendre à lire aux idiotes qu'elle a dans sa division. — Dans le département de la Haute-Loire, qui est surtout agricole, les familles gardent et même utilisent leurs enfants arriérés. Aussi, dans ces 10 dernières années, deux enfants seulement sont à sa charge. Les autres viennent de l'arrondissement de St-Etienne (Loire). Ce département en assiste un grand nombre dans divers hospices où rien, d'ailleurs, n'est fait pour leur instruction. (Dr Bonhomme.)

Loiret. — *Quartier d'aliénés des hospices d'Orléans.* — Les enfants sont rarement admis dans ce quartier qui devrait être démoli depuis longtemps, tellement il est défectueux. Il existe, à *l'hôpital*, un quartier où les enfants épileptiques et idiots sont reçus. On nous assure qu'ils y sont mal surveillés, livrés à des vieillards « qui les battent pour les éduquer ». Ils n'auraient de soins réels que quand ils ont des maladies aiguës. Il y a, à l'asile, trois petites filles *idiotes* : deux dans la section des épileptiques adultes, une dans une section d'aliénés tranquilles.

Loire-inférieure. — *Quartier d'aliénés de l'hospice Saint-Jacques de Nantes.* — L'administration préfectorale et le conseil général admettent les enfants à l'asile aussi bien que les aliénés de tout âge, pourvu qu'on les considère comme offrant du danger pour l'ordre public et la sécurité des personnes. Malgré cela, on a pu recevoir des enfants ne marchant pas, des garçons en robe, au-dessous de 4 ans. (Dr Biaute.)

Loir-et-cher. — *Asile de Blois.* — Il y a, dans cet asile, un quartier d'idiots de 12 lits. Un seul enfant idiot au-dessous de 12 ans, 3 adolescents, 8 adultes. Un quartier d'idiotes analogue sera installé à la fin de 1894. Le 1er mai, il y avait deux enfants, un garçon et une fille. Cette dernière qui est placée dans un quartier d'adultes, a été, cette année, assez gravement frappée par une aliénée. Sur l'initiative de notre ami le Dr Doutrebente, le Conseil général et l'Administration de Loir-et-Cher ont consenti à la création d'un quartier spécial pour les épileptques adultes. Ce quartier venait d'être installé lors de la visite des membres du Congrès des médecins aliénistes et neurologistes qui s'est tenu a Blois, en 1892. — Un quartier est en construction pour les femmes épileptiques.

LOT. — *Asile de Leyme.* — A la date du 15 juin, il n'y avait aucun enfant. De 1884 à 1893, il y a eu, en tout, sept admissions, dont quatre garçons et trois de 7 à 15 ans. Ils sont généralement gâteux et placés chez les infirmes où ils courent moins de danger. Vu leur petit nombre, la maison ne peut leur donner un instituteur et leur état mental ne leur permettrait pas de profiter d'aucune leçon. Quelques essais ont bien été faits par le personnel supérieur, mais n'ont produit aucun résultat. (Dr Rousselin.)

LOT-ET-GARONNE. — *Quartier d'aliénés de l'Hospice d'Agen.* — Les enfants y seraient facilement admis par l'Administration préfectorale. Le 1er mai, il y avait 4 garçons et 3 filles. De 1884 à 1893, les admissions ont varié de une à deux pour les garçons, de une à quatre pour les filles. Pas de traitement médico-pédagogique. Les enfants sont mêlés aux autres malades. Pour éviter, autant que possible, les inconvénients de ce mélange, on les place de préférence à l'infirmerie, qui a une vaste cour et un grand préau.

On étudie, en ce moment, les moyens d'isoler les enfants, mais il est à craindre que la Commission administrative ne consente pas à faire les dépenses nécessaires. Cependant, l'Administration préfectorale insiste beaucoup, et avec raison, pour que les enfants soient isolés dans un quartier spécial. (Dr Roux.)

Lozère. — *Asile de Saint-Alban.* — L'admission des enfants y serait facile. Il y existait 3 garçons et une fille à la date du 1er mai. De 1884 à 1893, les admissions ont varié d'une à quatre pour les garçons, d'une à trois pour les filles. — Les enfants sont placés avec les idiots adultes s'ils sont valides, ou avec les gâteux s'ils ont besoin de soins particuliers. On les occupe à un travail manuel ou au terrassement.

Maine-et-Loire. — *Asile de Sainte-Gemmes.* — On reçoit les enfants sans grandes difficultés, surtout depuis plusieurs années qu'il est question de construire un quartier d'idiots. Malheureusement, la réalisation de ce vœu a été reculée à cause de la reconstruction du pensionnat.

Il y avait, le 1er mai, 19 garçons et 9 filles. De 1884 à 1893, les admissions ont varié de une à quatorze pour les garçons, de une à cinq pour les filles. Les enfants sont dispersés dans les divisions des tranquilles, des malpropres ou à l'infirmerie, suivant leur état. « En dehors des soins hygiéniques et médicaux ordinaires, le traitement des enfants arriérés, consiste surtout en une gymnastique quotidienne et bien comprise des réflexes cérébraux, appliquée diversement soit qu'il s'agisse d'éducation simple, ou manuelle, industrielle, agricole, voire même intellectuelle, suivant le niveau des facultés de chacun. Une école a été créée pour les mieux partagés. Un gardien y enseigne les premières notions de lecture, d'écriture, de calcul et de musique. » (Dr Petrucci.)

Manche. — 1° *Asile de Pont-Labbé.* — Le Préfet n'autorise l'admission que des enfants qui ont commis quelques faits répréhensibles. Le 1er mai, il y avait 4 garçons. De 1884 à 1893, il n'y a eu que 4 admissions. Lorsque l'intelligence des enfants le permet, on leur apprend à lire, à écrire et on les occupe à de légers travaux manuels. Les enfants sont placés dans une cour spéciale afin de diminuer leur contact avec les autres malades.

2° *Quartier d'aliénés de Pontorson.* — **Pas de renseignements.**

3° *Asile du Bon-Sauveur* de St-Lô. — Il ne reçoit que des femmes aliénées de la Manche et de la Seine. « Dans un convoi de malades de la Seine, opéré en 1893, nous écrit notre honorable confrère, M. le Dr Lhomme, il y eût un assez grand nombre d'enfants. Si, à cette époque, j'avais insisté pour en avoir un plus grand nombre, je sais qu'on m'en aurait envoyé beaucoup. Je ne l'ai pas fait faute d'aménagement spécial. Voici de quelle manière j'ai agi pour ceux qu'on m'avait envoyés à cette époque. J'ai évité de les mettre avec les démentes et les gâteuses, je les ai mises en contact avec les malades tranquilles et intelligentes. J'ai remarqué depuis longtemps que les femmes aliénées, mais tranquilles et intelligentes, aiment beaucoup les enfants, qu'elles s'en occupent avec tendresse, de même qu'en général elles aiment les bêtes, oiseaux, chats, chiens, et, avec cela, le chant et la musique.

« J'ai exigé qu'une maitresse leur fit deux ou quatre heures d'école chaque jour. Les deux tiers, au moins, ont appris à lire et même à écrire. Presque toutes ont pris l'habitude des travaux de ménage, d'aiguille. Aucune n'est restée gâteuse et même, en général, elles ont pris goût à la toilette, ce qui n'est pas un mauvais symptôme. Quelques-unes ont été rappelées dans leurs familles, qui ont écrit pour témoigner de leur étonnement et de leur reconnaissance en les revoyant grandies et parlant presque comme tout le monde.

« De ce convoi, il m'en reste encore quelques-unes qui ont de 16 à 24 ans. Elles ont appris beaucoup de choses et elles sont vraiment gentilles. Malheureusement, elles ne pourraient être mises en service et gagner leur vie chez des maitres ordinaires, parce qu'une faculté mentale est restée faible chez elles, je veux parler du jugement, de l'appréciation suffisante des choses et qu'en service on trouve presque toujours des maitres exigeants, impolis et ne supportant aucun manquement à leurs ordres ».

MARNE. — *Asile public d'aliénés de Châlons-sur-Marne.* — On reçoit les enfants « conformément à la loi du 30 juin 1838. » — A la date du 21 juin, l'asile renfermait 4 garçons et 4 filles, placés dans la division des hommes et dans celle des femmes. De 1884 à 1893, les admissions ont oscillé entre 1 et 5 pour les garçons et entre 1 à 4 pour les filles. — Il y a une « classe tenue par une malade assez instruite et qui donne d'assez bons résultats. »

[MARNE (HAUTE) « *Asile de St-Dizier.* — Le 25 juillet 1893, époque à laquelle j'ai été appelé à la direction médico-administrative de l'asile, nous écrit M. le Dr Bellat, il y avait dans cet établissement 3 garçons et 11 filles au-dessous de 15 ans. Connaissant depuis longtemps les inconvénients que présente la dissémination des enfants idiots et dégénérés dans les divers quartiers, même quand ces placements sont faits avec méthode, je demandai au Conseil général, dans sa session d'avril 1894, l'autorisation d'aménager un quartier spécial pour les fillettes, dont le nombre était bien supérieur à celui des garçons, dans un bâtiment qui servait autrefois de boulangerie et dont les femmes travaillant à la buanderie occupaient déja une certaine partie. Les fonds furent votés et, aujourd'hui, notre ancienne boulangerie est divisée en deux services parfaitement distincts : d'un côté, le quartier des enfants qui comprend : dortoir, chambre d'isolement, réfectoire, salle de réunion et préau ; de l'autre, le quartier des malades dont je parle plus haut, avec la même distribution.

« Cette nouvelle installation quoique très modeste, atteint, malgré tout, le but que je me proposais et comprend 12 fillettes et quelques femmes âgées, inoffensives, dont quelques-unes très attachées aux enfants qu'elles soignent avec plaisir. Une petite fille épileptique dont les crises sont très fréquentes a été laissée dans le quartier spécial des épileptiques femmes.

« Une religieuse et une infirmière sont chargées de la surveillance de ce quartier ; la première apprend à lire, à tricoter et à coudre aux enfants susceptibles d'acquérir quelque instruction et quelque éducation. J'ajoute à cela, les promenades, l'hydrothérapie et des jeux divers. J'ai pu constater que depuis que ces fillettes sont réunies dans le même quartier, et il y a peu de temps, elles sont déjà plus disciplinées et beaucoup moins turbulentes.

« Les garçons, actuellement au nombre de 4, sont placés dans le quartier des paralytiques : un malade s'occupe de leur instruction ; on s'efforce en même temps de les discipliner et de les habituer à quelques travaux agricoles.

« L'administration préfectorale admet sans trop de difficultés les enfants idiots et dégénérés à l'asile. De 1884 à 1893, les admissions ont varié chaque année d'une à 5 pour les garçons et de 1 à 3 pour les filles (1)].

MAYENNE. — *Asile de la Roche-Gandon.* Pas de renseignements.

MEURTHE-ET-MOSELLE. — *Asile de Maréville.* — L'Administration départementale s'intéresse facilement aux enfants arriérés, place les plus capables de recevoir une certaine instruction, une certaine éducation professionnelle, ou à la maison départementale de secours (Hospice départemental), ou à l'hospice Saint-Nicolas, plus spécialement destiné aux enfants assistés (Abandonnés ou orphelins), dans un établisement dit : « Maison des apprentis », où sont admis des boursiers départementaux. On n'envoie guère à Marévile que les enfants les plus difficiles à élever ou épileptiques. Cet établissement reçoit des aliénés de Meurthe-et-Moselle, de la Haute-Saône, des territoires de Belfort, des Vosges et de la Seine. A la

(1) Ces renseignements ne figurent pas dans la première édition.

date du 1er mai, il y avait onze garçons et neuf filles ; dix garçons et neuf filles appartenant au département de Meurthe-et-Moselle, un garçon à la Haute-Saône, trois filles aux Vosges. De 1889 à 1893, les admissions ont varié de une à quatre pour les garçons, de une à six pour les filles. Depuis la création de l'asile, on n'y plaçait que très difficilement les enfants au-dessous de 7 ans. Les garçons ont : dortoir, chauffoir, réfectoire et préau spéciaux. Les filles qui, généralement, sont moins nombreuses, n'ont pas de quartier spécial. On donne aux garçons l'instruction professionnelle, dans les ateliers, dès que cela est possible. Les filles sont réparties dans les quartiers de malades tranquilles. Et, comme il y a toujours à l'asile d'anciennes institutrices calmes et sûres, les fillettes sont confiées à une de ces institutrices, pour les leçons de lecture et d'écriture, et à des malades calmes et offrant des garanties, pour l'éducation professionnelle, travaux d'aiguille, de ménage, etc. Malades et gardiennes témoignent une grande sollicitude à ces enfants ; il résulte de cette façon de procéder, que chaque fillette a, pour ainsi dire, trois ou quatre préceptrices. Quelques arriérées, même épileptiques, ont ainsi appris à lire, à écrire, à coudre, à faire quelques travaux de ménage, et celles qui ne pourront pas vivre en liberté, pourront au moins, en rendant quelques services à l'asile, améliorer leur situation par les régimes et le pécule donnés aux travailleurs. Dès que le pensionnat en construction à Maréville sera occupé, ce qui donnera un certain nombre de places, M. le Dr A. Paris, médecin en chef de la division des femmes, auquel nous devons ces renseignements, se propose de demander la désaffectation de l'ancien pensionnat, pour en faire un quartier de fillettes.

Meuse. — *Asile de Fains.* — Le 1er mai, il y avait un garçon et deux filles dont une épileptique. De 1884 à 1893, les admissions ont varié de une à deux pour les garçons et les filles. Les enfants sont placés avec les autres malades dans les quartiers des tranquilles et des gâteux. Rien de spécial au point de vue médico-pédagogique.

MORBIHAN. — *Asile de Lesvellec*, près Vannes. — Il n'y a pas d'enfants idiots et épileptiques dans cet asile. Ils sont placés ordinairement, nous dit-on, dans les hôpitaux du département ou gardés dans leur familles.

NIÈVRE. — *Asile de la Charité.* — Les admissions d'enfants se font assez facilement. Elles ont oscillé de une à cinq pour les garçons et de une à quatre pour les filles, de 1884 à 1893 inclusivement. Au 1er mai 1894, il existait huit garçons et cinq filles. Ils ne sont pas isolés des adultes. On s'efforce de leur apprendre à lire, compter, etc.; puis, on les met dans divers ateliers, suivant leurs aptitudes, tels que ceux de serrurerie, menuiserie, couture, boulangerie, culture. Plusieurs sont parvenus à apprendre très convenablement un métier. Grâce aux efforts faits par M. le Dr Faucher, médecin directeur de l'asile, le Conseil général, dans sa session d'avril 1894, a autorisé la création de sept corps de bâtiment, trois pour chaque sexe, destinés aux pensionnaires, aux enfants idiots et aux épileptiques dits simples, pouvant recevoir environ 300 malades ; le 7e bâtiment placé entre les deux divisions, constituera le pavillon d'habitation du médecin adjoint. Plus tard, on établira, à peu de distance, le dépôt de mendicité qui aura la même direction médico-administrative que l'asile. Il sera alimenté par les services généraux de cet établissement. Le Conseil général a voté, dans ce but, un emprunt de 528,000 francs.

Chacun des quartiers consacrés aux enfants renfermera 50 lits. M. le Dr Faucher aurait voulu créer un véritable asile-école. Mais il s'est arrêté devant les difficultés financières. Ce qu'il a fait lui méritera les félicitations de tous ceux qu'intéresse la question des enfants idiots et arriérés.

NORD. — *Asile d'Armentières.* — Depuis le mois de

juillet 1893, cet asile possède un quartier d'enfants des deux sexes, complètement séparé de l'asile. Ce quartier est construit pour 100 enfants (50 garçons et 50 filles); il renferme au rez-de-chaussée pour chaque sexe : une salle de réunion servant en même temps de réfectoire, deux petites infirmeries de 4 lits chacune avec trois chambres d'isolement et un cabinet d'aisance, deux chambres de surveillance, une salle de bains et un promenoir fermé. Au premier étage, deux dortoirs avec quatre chambres de surveillance. Seul, le parloir est commun aux deux sexes. Sur ces 70 malades, nous comptons 40 idiots épileptiques; 4 sont muets, 2 aveugles, 8 sont plus ou moins infirmes. Tous ces enfants étaient plus ou moins gâteux lors de leur admission ; le chiffre baisse tous les jours, et nous n'en comptons aujourd'hui que le quart.

« Sur ma demande, nous écrit M. le Dr Taguet, M. le Préfet du Nord me soumet toutes les demandes de séquestration, et je ne fais admettre que les enfants absolument idiots. En créant ce service d'enfants, j'ai eu surtout pour but d'enlever aux familles de pauvres martyrs qu'on laissait le plus souvent croupir dans l'ordure, ou que l'on attachait pendant que les parents se rendaient à l'atelier. L'intelligence de la plupart de ces enfants n'est susceptible d'aucune modification; tout ce que je puis faire, c'est de leur apprendre à manger et à les rendre plus ou moins propres. J'ai ouvert pour les autres un atelier de couture qui, chez les filles, est destiné à donner quelques résultats.

« Je me suis attaché, au début de leur séquestration, à leur donner une nourriture substantielle; malheureusement, la mastication, chez eux, est des plus défectueuses; il en est qui ne peuvent prendre que des œufs, de la soupe et du lait. La plupart de ces enfants sont soumis à l'huile de foie de morue; leur santé est excellente, et leur poids a augmenté considérablement.

« J'avais songé un instant à solliciter la création de deux nouveaux pavillons pour les arriérés et les simples d'esprit, à qui on aurait appris un métier, mais j'ai dû renoncer à ce projet en raison de la dépense et surtout des résultats qui me paraissent très douteux (1). »

Antérieurement à cette création, l'asile d'Armentières possédait cinq ou six enfants, qui étaient confondus avec les adultes. L'an dernier, les enfants idiotes, âgées de moins de 15 ans qui existaient à l'asile départemental de Bailleul ont été transférées dans le quartier spécial d'Armentières.

Asile de Lommelei. — Pas de renseignements précis.

OISE. — *Asile de Clermont.* — Les admissions d'enfants se font assez aisément. Le 1er mai, il y avait à l'asile 23 garçons et 10 filles. Le tableau suivant indique la marche des admissions pendant les dix dernières années.

ANNÉES	GARÇONS	FILLES	TOTAUX
1884	4	6	10
1885	2	6	8
1886	6	1	7
1887	2	5	7
1888	3	7	10
1889	1	10	11
1890	15	4	19
1891	7	2	9
1892	9	6	19
1893	6	3	9

L'asile reçoit des enfants non seulement de l'Oise, mais encore de Seine-et-Marne et de Seine-et-Oise. Les filles

(1) Nous espérons que les documents contenus dans ce Rapport modifieront l'opinion pessimiste de M. le Dr Taguet et qu'il apportera plus de confiance dans l'œuvre qu'il a si bien commencée (*Note de la 2e édition*).

n'ont pas encore de quartier spécial, toutefois la construction en est décidée. Elles sont actuellement dans le même quartier que les épileptiques, étant elles-mêmes épileptiques pour la plupart. On leur apprend à lire, à écrire, à coudre si ce sont des filles. Pour les garçons, il existe une salle d'école spéciale avec un instituteur.

ORNE. — *Asile d'Alençon.* — Le 1er mai, il y avait garçons et 2 filles. Les filles et quatre garçons viennent de la Seine ; un garçon appartient à la Seine-Inférieure les trois autres garçons sont de l'Orne. De 1887 à 1893, il y a eu deux admissions de filles et les admissions de garçons ont varié de une à cinq. Les garçons sont réunis dans une sorte de quartier spécial organisé en 1883. Les deux petites filles idiotes sont dans la section des vieilles gâteuses. Une malade a fait pendant un certain temps la classe aux petits garçons, mais des abus s'étant produits, on a dû cesser.

PAS-DE-CALAIS. — *Asile de Saint-Venant.* — L'administration préfectorale n'admet pas facilement les enfants à l'asile, parce que l'ancien asile, transformé en [illegible]le départemental, reçoit les enfants idiots jusqu'au moment où il lui est plus loisible de les faire admettre, vers leur vingtième année, à l'asile de Lommelet, près Lille, pour les hommes, à l'asile de Saint-Venant, pour les femmes. Il n'existe, dans cet asile, que dix garçons dans un quartier distinct et quatre filles, les uns et les autres au-dessous de 15 ans. Leur degré d'idiotie est tellement prononcé, qu'il est impossible de leur donner la moindre éducation, surtout dans un pays sans resso[illegible]-ces. Il n'existe à l'asile de Saint-Venant, que deux filles âgées de 14 ans. De 1884 à 1893, les admissions ont va[illegible] d'une à quatre pour les filles.

PUY-DE-DOME. — *Asile Sainte-Marie de l'Assomption*, près Clermont-Ferrand (Route de Cros à Royat). — A la date du 1er mai, cet asile renfermait trois garçons et trois filles ; de 1884 à 1893, les admissions ont été annuellement de une ou deux pour les garçons ou les filles. « J'ai organisé, en 1884, nous écrit M. le Dr Hospital, un service spécial d'épileptiques simples, non aliénés, les uns pensionnaires, les autres d'office, qui sont admis avec un tarif spécial. Ils furent d'abord séparés, mais, vu leur petit nombre, on les a dilués dans les sections ordinaires, sans qu'on ait observé aucun inconvénient consécutif ». En ce qui concerne les enfants, voici les renseignements qu'a bien voulu nous adresser notre honorable confrère : « Ils sont mélangés avec les autres malades tranquilles, ou les épileptiques, ou les gâteux, selon les cas ; ils sont ordinairement recommandés individuellement à quelques malades, hommes ou femmes, de la moralité de qui on est absolument sûr et éduqués par un précepteur ou une institutrice ; ils sont, en outre, surveillés par tout le préau. On leur apprend à lire et à écrire, on les instruit sur la morale et la religion, on leur apprend quelques travaux manuels. Les épileptiques sont soumis aux traitements pharmaceutiques ; tous sont baignés et même douchés, selon les cas ».

PYRÉNÉES (BASSES). — *Asile public d'aliénés de Pau.* — Cet asile reçoit les aliénés indigents des Hautes-Pyrénées, des Landes et des Basses-Pyrénées. Le 1er mai, il y avait cinq garçons et une fille. De 1883 à 1885 les admissions ont oscillé entre 1 et 7 ; elles ont été de une ou deux pour les filles. Les enfants sont confondus avec les aliénés adultes et placés de préférence dans les quartiers d'épileptiques, chez les gâteux ou dans les infirmeries. — On ne fait rien pour eux au point de vue du traitement et de l'éducation.

RHONE — *Asile de Bron.* — Cet établissement reçoit les enfants au même titre que les adultes, n'importe à quel âge et sans limite de nombre. — A la date du 5 mai

Il y existait 1 garçon et 4 filles, dont 2 idiots, 2 épileptiques et une faible d'esprit. — Il n'y a pas de quartier spécial. — Tous les enfants traités actuellement à l'asile sont indigents.

SARTHE. — *Asile du Mans.* — Il renferme actuellement 4 garçons et 3 filles. Les admissions y sont très rares : 1 en 1887, 2 en 1889, 1 en 1890, 1 en 1891 ainsi qu'en 1893 et en 1894.

SAVOIE. — *Asile de Bassens, près Chambéry.* — Cet établissement est public et non départemental. « Quoique spécialement réservé aux aliénés de la Savoie et de la Haute-Savoie, nous écrit le Dr Dumaz, le Conseil général ne contrôle pas son budget; *l'asile est autonome*, comme ceux du Nord, de la Gironde et des Bouches-du-Rhône. Le préfet suit la lettre de la loi de 1838; il n'interne que les épileptiques, idiots, imbéciles, enfants ou non, reconnus dangereux par leurs actes accomplis ou tentés; les autres sont placés à l'hospice. Il y a actuellement à Bassens sept enfants, quatre garçons et trois filles, dont *quatre incendiaires*, qui sont : une fille non imbécile, non aliénée, intelligente, mais dépourvue de sens moral, et trois garçons pyromanes. Les trois autres sont des idiots, un idiot épileptique, un imbécile et une idiote congénitale ».

SEINE-INFÉRIEURE. — *Asile de Quatre-Mares et de Saint-Yon.* — Les admissions d'enfants se font assez facilement, le préfet de Seine-Inférieure, M. Hendlé, étant l'un des préfets qui s'intéressent le plus aux questions d'assistance publique. — Le 1er mai, il y avait quarante-cinq garçons à Quatre-Mares, et 39 filles à Saint-Yon, le tableau ci-après (p. 42) indique la marche des admissions pendant les six dernières années.

Il existe depuis longtemps, à *Quatres-Mares*, pour l'éducation des garçons faibles d'esprit une organisation

ANNÉES	GARÇONS	FILLES	TOTAUX
1884	10	6	16
1885	21	3	24
1886	11	4	15
1887	11	4	15
1888	23	3	26
1889	17	10	27
1890	24	5	29
1891	14	5	19
1892	16	10	26
1893	21	11	32

embryonnaire, que la construction d'un nouveau quartier va permettre de développer. Une classe du soir est faite par un employé de bureau. « A Saint-Yon, nous écrit notre distingué collègue, M. le docteur Giraud, nous avons fait une véritable école avec institutrices spéciales, appartenant à l'ordre de l'instruction publique, mais placées sous l'autorité du médecin en chef. J'ai fait apprendre à l'une des institutrices la méthode employée aujourd'hui pour enseigner la parole aux sourds-muets. Je crois que le sens de la vue doit jouer un grand rôle pour l'éducation des idiots et je sais que je suis d'accord avec vous sur ce point.

« Les premières études ont été faites en 1888 pour organiser une école à Saint-Yon. La Commission de surveillance a montré peu d'enthousiasme pour l'idée qui était néanmoins présentée au nom du préfet M. Hendlé. L'affaire vint au mois d'août 1889 devant le Conseil général et la création de l'école fut arrêtée en principe. Le projet d'organisation fut accepté en 1890. Les travaux d'installations furent faits au commencement de 1891 et la grosse difficulté fut ensuite de trouver le personnel convenable à mettre à la tête de l'École. Vous savez que, de l'Assistance publique à Paris, on répondit au préfet de Seine-Inférieure en des termes tels que l'on dut chercher une autre combinaison que celle qui avait d'abord été proposée et qui consistait à s'adresser aux Écoles d'infirmières. Il a fallu alors faire l'éducation d'institutrices qui, aujourd'hui, sont familiarisées avec nos malades et s'y intéressent, ce qui est un grand point. L'École, avec ses deux classes, fonctionne bien et on y constate de bons résultats. »

SEINE-ET-OISE. — Ce département qui est riche et devrait avoir son asile d'aliénés à lui, ou en raison de sa singulière topographie, s'entendre avec le département de la Seine — qu'il entoure — pour avoir droit dans les asiles de Vaucluse, Ville-Evrard et bientôt Stains (1), un certain nombre de places pour les aliénés des communes voisines de ces asiles, envoie ses aliénés à l'asile de Clermont, dans l'Oise, c'est-à-dire *très loin de leurs parents et de leurs amis*. Le devoir de la société, on ne saurait trop le répéter, est d'assister les citoyens malheureux à domicile quand cela est possible, et le plus près possible de leur domicile, quand il s'agit de les hospitaliser soit dans les hôpitaux, soit dans les asiles. L'administration préfectorale de Seine-et-Oise ne parait pas imbue de ces sentiments. En effet, elle a réclamé le 14 mai 1892 le transfert de l'enfant Baptiste-Jules-Eugène à l'asile de Clermont, le père de l'enfant est né à Paris et s'y est marié. Il est allé à Versailles en qualité d'ouvrier imprimeur, attaché à l'imprimerie du Sénat. C'est durant son séjour dans cette ville que l'enfant est né. Lors du retour du Sénat à Paris, il y a 13 ans, le père y est revenu. Son enfant avait alors un an : ce malheureux subit aujourd'hui

(1) A l'époque où ce Rapport a été imprimé, le Conseil général et l'Administration préfectorale de la Seine avaient projeté de construire un cinquième asile à Stains, afin de donner satisfaction à toute la région avoisinante dépourvue d'asile d'aliénés. Malheureusement depuis ils ont modifié leur opinion (*Note de la 2e édition*).

les conséqences de la loi sur le domicile de secours qui est à réformer. (Voir p. 81).

En ce qui concerne les enfants infirmes et idiots, il existe à Saint-Cyr un petit établissement qui renferme 30 garçons et filles et, en outre, l'établissement des Petits-Prés, prés Grignon, où l'on envoie les idiots et les idiotes de l'asile de Saint-Cyr quand ils ont 15 et 18 ans. Cet asile renferme 20 idiotes de 15 à 21 ans et 6 idiots de 18 à 21 ans.

SÈVRES (DEUX). — *Asile de la Providence, à Niort.* — Cet asile fait partie de l'hôpital-hospice de Niort. La commission administrative a fait construire un bâtiment pour recevoir 70 idiots tranquilles ou épileptiques simples. Ce bâtiment sera occupé dans quelques jours. Le premier mai il y avait 12 garçons et 4 filles. De 1884 à 1893 les admissions ont été de une à 4 pour les garçons, de une ou deux pour les filles. « Traitement hygiénique seulement, les plus susceptibles d'intelligence (?) sont occupés aux travaux manuels. »

SOMME. — *Asile de Dury-lès-Amiens.* — Cet asile a été ouvert il y a 2 ans seulement; il renferme aujourd'hui 6 enfants au-dessous de 18 ans (1 garçon et 5 filles), tous sont idiots et la plupart épileptiques. — Sur l'initiative de M. le Dr Martinenq, et après avis conforme du Conseil général de la Somme, des études sont en cours pour l'édification d'une colonie, séparée des quartiers d'adultes et placée dans le terrain de grande culture qui environne l'asile.

TARN. — *Asile d'Albi.* — Pas de renseignements.

TARN-ET-GARONNE. — *Quartier d'hospice de Montauban.* — Pas de renseignements.

VAR. — *Asile de Pierrefeu.* — L'Administration reçoit assez facilement les enfants. Au 1er mai il y avait six gar-

« tive ne sera pas vaine. Pour compléter ces essais, il nous
« faudrait ouvrir une classe ; c'est ce que nous tâcherons de
« faire, aussitôt que les circonstances nous le permettront ».

« Les classes ne sont pas encore ouvertes, faute de crédit, mais ce n'est qu'une question de temps et le Conseil général aboutira fatalement à un vote favorable dans un délai prochain. Le gardien qui avait, pendant un moment, été chargé de faire la classe, n'est plus dans le service et j'estime, d'ailleurs, qu'il eût été insuffisant pour être chargé d'une façon définitive de la fonction d'instituteur. »

On ne saurait trop applaudir aux efforts persistants de M. Cullerre, efforts dont il a été récompensé par les résultats obtenus, et, partant, par le bien qu'il a fait.

VIENNE. — *Quartier d'hospice à Poitiers.* — Pas de renseignements.

VIENNE (HAUTE). — *Asile de Naugeat,* près Limoges. — On y reçoit les enfants de plus en plus facilement. Il y avait quatre garçons et six filles, à la date du premier mai. De 1884 à 1893, les admissions ont varié de une à huit pour les garçons, de une à six pour les filles. Depuis le premier janvier 1894, on a reçu quatre enfants. Un quartier spécial a été ouvert récemment pour les garçons. M. le Dr Doursout se propose de demander la création d'un quartier spécial pour les filles, dès que leur nombre aura augmenté. L'école est en voie d'organisation.

Sauf quelques très rares exceptions, ainsi qu'on le voit, tous les asiles publics et la très grande majorité des asiles privés faisant fonction d'asiles publics, comprenant que nous agissons dans l'intérêt public et en particulier dans l'intérêt des malheureux enfants, les plus déshérités de tous, puisqu'ils sont frappés dans leurs facultés intellectuelles, morales et affectives, ont bien voulu répondre avec empressement à notre appel et nous fournir tout au moins des renseignements sommaires sur la situation hospitalière de ces enfants dans leurs établissements.

D'après ces renseignements, le nombre total des enfants idiots et dégénérés hospitalisés serait d'environ 800 (1) dans les deux catégories d'établissements dont nous venons de parler. Mais il convient de dire, qu'en plus des asiles, les hôpitaux et les hospices de province renferment, en petit nombre, quelques idiots et imbéciles ou quelques épileptiques adultes et enfants, pour lesquels il n'est rien fait de particulier. Nous avons eu l'occasion de visiter un nombre déjà assez considérable de ces hôpitaux-hospices, un peu dans toutes les régions de la France. C'est de là que nous tirons la constatation générale que nous venons de faire.

De même que les asiles, les hospices ouvrent très difficilement leurs portes à ces enfants. « Dans beaucoup de départements, nous écrit un de nos amis qui a une incontestable expérience, on ne sait que faire de ces enfants : les hospices n'en veulent pas et les asiles non plus ».

Le dépouillement des documents que nous avons reçus des départements nous apprend que, en général, les enfants idiots et dégénérés sont reçus dans les mêmes conditions que les aliénés adultes. Ce qu'il faut traduire le plus souvent de cette façon : *s'ils sont reconnus* DANGEREUX ». Toujours parce qu'un grand nombre de préfets voient surtout dans la loi du 30 juin 1838 sur les aliénés *une loi de* POLICE et non pas une *loi de* BIENFAISANCE.

A cet égard, nous pouvons invoquer notre expérience personnelle. Nous recevons, dans notre service de Bicêtre, des enfants dont les parents habitent Paris, mais qui ont leur domicile de secours en province. Les préfets des départements d'origine de ces enfants réclament le trans-

(1) Dont 450 garçons et 350 filles.

fert, exigent un certificat détaillé, contestent *à priori* l'état d'aliénation, ne sachant pas que les différentes variétés de l'idiotie constituent, pour les médecins au moins, une des formes de l'aliénation mentale. Et ils insistent surtout pour qu'on leur dise si l'enfant est dangereux, laissant sous-entendre que s'il n'en est pas ainsi, ils refuseront de rembourser les frais de séjour dans les asiles de la Seine. Nous verrons plus loin les mesures généreuses, humaines, qui ont été prises par le Conseil général, l'Administration préfectorale et la Commission de surveillance des asiles de la Seine en faveur de l'hospitalisation, du traitement et de l'éducation de ces enfants idiots et dégénérés dont les charges incombent aux autres départements. (Voir p. 79 et 80).

CHAPITRE III.

Des établissements privés consacrés aux enfants idiots, épileptiques et dégénérés en France.

Pour compléter les renseignements qui précèdent, relatifs à l'assistance publique des enfants idiots, il nous semble utile et convenable de donner un aperçu rapide des établissements fondés pour eux par l'initiative privée. A cet égard, nous prévenons que nos renseignements sont parfois incomplets, notamment en ce qui concerne la population.

Institut médico-pédagogique à Vitry (Seine), rue Saint-Aubin, n° 22. *Médecin-directeur* : Dr Bourneville. — Ouvert le 11 février 1893. Au 1er mai 1894, les enfants étaient au nombre de vingt. L'Institut médico-pédagogique est destiné : 1° aux enfants présentant de l'instabilité mentale et sujets à des impulsions maladives qui les empêchent, quoique possédant un certain développement de l'intelligence, de se soumettre à la règle des lycées et des pensions, qui ont, par conséquent, besoin à la fois d'une méthode d'éducation spéciale et d'une discipline particulière ; 2° aux enfants arriérés, faibles d'esprit à tous les degrés ; 3° enfin, aux enfants atteints d'affections nerveuses compliquées ou non d'accidents convulsifs. Les enfants de ces diverses catégories forment des groupes tout-à-fait distincts. De plus, chacun de ces groupes comprend des divisions et, en particulier, celui des enfants de la seconde catégorie, c'est-à-dire les enfants les plus gravement atteints.

Les garçons les plus jeunes et les filles sont confiés à des maîtresses possédant, de la façon la plus complète, tous les détails de la méthode et des procédés d'instruction et d'éducation spéciales empruntés à Séguin ou inspirés par notre expérience, méthode et procédés que nous avons introduits et mis personnellement en pratique depuis une quinzaine d'années dans notre service de Bicêtre, en les perfectionnant et les complétant sur un grand nombre de points.

Institut de démutisation à Villeneuve lès-Avignon (Vaucluse), pour l'éducation des *sourds-muets*, des *boiteux* et principalement des *enfants arriérés* des deux sexes. — Cet établissement est dirigé par M. l'abbé Grimaud. Le prix de pension est de 1.200 francs par an pour les enfants qui peuvent se suffire; pour ceux qui ont des besoins spéciaux, il est à déterminer avec les parents; il est de 600 francs pour les enfants placés par les départements ou par l'État. L'établissement a été formé en 1878. A l'origine, les arriérés formaient une exception et le fondateur s'occupait surtout de la démutisation des sourds-muets; il fait maintenant une plus large part aux enfants anormaux. Sur les 40 élèves présents actuellement à l'institution, il y a 16 enfants arriérés, 10 garçons et 6 filles. Les leçons se donnent autant que possible en plein air; les classes durent une heure et sont coupées par une récréation d'une demi-heure.

Institution des enfants arriérés, à Eaubonne, par Ermont (Seine-et-Oise). Fondée à Gentilly, en 1847, par M. Vallée, instituteur des enfants de Bicêtre; transférée à Eaubonne en 1889. Garçons. — Sous la dénomination d'enfants arriérés, reçus dans cette institution, se placent tous ceux dont l'intelligence se développe lentement et pour lesquels des soins d'éducation spéciaux sont réclamés. L'instruction est élémentaire ou complète, suivant les circonstances. Une large part est faite aux exercices physiques. Le prix de la pension se traite de gré à gré et est fixé en raison de l'importance des soins éducateurs, hygiéniques ou domestiques, à donner. *Directeurs* : MM. Otto Baetge et A. Langlois.

Hospice de Saint-Jean-l'Aumônier, dit *hospice de Bellevaux*, à Besançon (Doubs). — Idiots inoffensifs et épileptiques incurables.

Établissement du Bon-Sauveur à Caen (Calvados). — Idiots et épileptiqiques des deux sexes. Admis à tout âge dans une classe. Il y a huit classes, de 600 à 6.000 francs par an. Il faut toujours fournir le trousseau.

Asile des infirmes à Aromas, par Thoirette (Jura). — Jeunes filles idiotes. Fondé en 1863 par les Petites-Sœurs de Jésus, religieuses franciscaines, dont la maison-mère est à Saint-Sorlin (Rhône). — On y reçoit les jeunes filles idiotes, de 10 à 16 ans, moyennant une somme de 150 francs, une fois donnée. Elles doivent avoir un trousseau et présenter leurs actes de naissance et de baptême et un certificat médical. Les enfants atteintes de maladies contagieuses ne sont pas reçues. Les pensionnaires peuvent lorsque leur état ne devient pas nuisible au personnel de la maison, rester indéfiniment sans payer aucune rétribution. L'œuvre se soutient au moyen de quêtes à domicile, sousciptions et dons des parents ou bienfaiteurs. Les demandes, étant très nombreuses, doivent être faites assez longtemps à l'avance. S'adresser, pour les dons et les demandes, à la supérieure de l'Asile.

Asile de Salins (Jura). — Cet établissement (religieuses Franciscaines) admet les jeunes filles infirmes, intelligentes ou *idiotes*, moyennant une pension qui varie de 200 à 300 fr.

Asile Saint-Agnès à Saint-Martin-le-Vinoux, par Grenoble (Isère), pour les filles idiotes incurables. — L'œuvre est soutenue par une société de dames charitables, à Grenoble. L'asile, fondé en 1868, est dirigé par les sœurs de Notre-Dame de la Salette. 240 francs par an et un petit trousseau pour les malades du département. La pension est plus élevée pour celles de Paris ou des autres parties de la France et pour celles dont l'état exige des soins particuliers. Les idiotes ne sont pas admises au-dessous de 10 ans, ni au-dessus de 30 ans. Les épileptiques sont refusées. Adresser les demandes à M. le curé de Saint-Martin-le-Vinoux ou à la supérieure de l'Asile.

Maison du Bon-Pasteur à Vienne (Isère). — Petites filles abandonnées, idiotes, incurables. Sœurs Franciscaines. Admission pour une somme de 500 francs une fois donnée.

Asile de Tondu, près Bordeaux (Gironde). — Cet établissement, dirigé par les Sœurs de charité de la Sainte Agonie, reçoit les jeunes filles et jeunes épileptiques; le minimum de la pension est de 400 francs par an, dans la salle commune; le prix est plus élevé lorsque le régime est meilleur et pour les personnes qui ne sont pas du pays.

Asile de Marie-Joseph des incurables à Rolleville (Seine Inférieure). — Reçoit les idiotes et les épileptiques à tout âge, moyennant une somme une fois donnée et un trousseau. On accepte aussi une pension annuelle.

Asile des Cinq-Plaies de Notre-Seigneur. Hôpital des enfants, à Lille (Nord). — Asile pour les jeunes filles ou femmes incurables, idiotes ou épileptiques. Dirigé par les sœurs Franciscaines de la Propagation de la Foi. — Asile fondé en 1877, pour les femmes ou les jeunes filles atteintes d'infirmités chroniques ou incurables. Les jeunes idiotes ou les jeunes épileptiques sont reçues dans un quartier séparé. Le prix mininum de la pension est de 400 francs par an, pour les personnes qui ne sont pas de Lille. S'adresser à la supérieure de l'Asile. Cette maison contient aussi un hôpital spécial pour les enfants.

Asile des jeunes filles idiotes ou infirmes de Méris, par Bailleul (Nord). *Petites Sœurs de Jésus franciscaines.* — Admission de 15 à 20 ans. — 250 fr. par an. — On ne reçoit ni les folles ni les épileptiques (1).

Asiles John Bost à La Force (Dordogne). — Ces asiles ont été fondés par le pasteur John Bost, né le 4 mars 1817, à Moutiers-Grandval (Suisse), de réfugiés protestants. L'idée de secourir les enfants infirmes de corps ou d'esprit, lui était venue alors qu'il était encore étudiant en théologie. Il y avait été amené en constatant, par des faits particuliers, l'insuffisance des ressources offertes soit par l'assistance publique, soit par l'assistance privée. A peine installé à la Force, comme pasteur d'une petite église libre, il se mit à l'œuvre. Il fit appel à ses coreligionnaires, puis il alla faire des quêtes à Paris, en Angleterre et en Écosse d'où il revint avec la somme nécessaire pour édifier « La Famille Évangélique ». Grâce à sa passion communicative, il obtint des membres de la petite congrégation dissidente de *La Force*, leur concours matériel pour la construction des premiers bâtiments de son premier asile qui fut ouvert le 24 mai 1848. Il était destiné aux jeunes filles orphelines.

Le 1er janvier 1855, un second asile, celui de *Béthesda*, fut installé : il était consacré aux jeunes infirmes, aux incurables, aveugles ou menacés de cécité, idiots, imbéciles, ou faibles d'esprit.

Au mois d'août 1858, il créa l'asile de *Siloé*, destiné aux infirmes ou incurables, idiots, etc. Quatre ans plus tard s'élevait l'asile *Eben-Hezer*, destiné aux jeunes filles épileptiques. Le 1er janvier 1863, les garçons épileptiques furent installés à l'asile de *Béthel*.

En 1880, John Bost constitua pour ses asiles, un conseil d'administration auquel il fit cession de ses droits sur ces

(1) Une partie des renseignements relatifs à ces établissements privés ont été empruntés au *Manuel des Œuvres*. Paris, 1894.

diverses fondations et fit reconnaître par l'État, comme d'utilité publique, l'ensemble de son œuvre.

Outre les asiles que nous venons de citer et qui nous intéressent plus particulièrement, il créa le *Repos*, asile destiné à des institutrices incurables, des maîtresses d'école infirmes, des dames veuves ou célibataires, malades ou abandonnées (1875) ; la *Retraite*, consacrée à des servantes âgées ou infirmes et aux femmes exclues par le réglement des autres asiles (1878) ; la *Miséricorde*, pour les adultes gâteuses qui encombraient Bethesda et Eben-Hezer (1875). Enfin, en 1881, une annexe fut ouverte, à côté de Béthel, sous le nom de la *Compassion*, destinée aux hommes idiots ou épileptiques, ayant atteint le dernier degré de l'abrutissement (1).

John Bost est mort le 1er novembre 1881, à l'âge de 63 ans.

Chaque année, le Conseil d'administration publie un rapport sur les neuf asiles créés par l'infatigable dévouement de John Bost. Le directeur actuel est M. le pasteur Rayroux, ancien directeur de l'asile des sourds-muets de Saint Hippolyte-du-Port ; le médecin est M. le Dr Rolland, qui, depuis des années, met son intelligence, son savoir et son dévouement au service des asiles de La Force.

L'Assemblée générale du Conseil, qui a lieu chaque année à la La Force, est une véritable fête pour tous. Le dernier volume paru comprend le récit de cette fête, le discours du président de la fête, le pasteur Dupin de Saint-André, le rapport sur les asiles du 1er mai 1892 au 30 avril 1893, le rapport médical du Dr E. Rolland, des tableaux statisques, enfin le rapport financier.

Le tableau suivant résume l'organisation des asiles de La Force avec leur population au 30 avril 1893 :

La Famille. — Orphelines, etc., 74 pensionnaires.

---

(1) Une partie des renseignements qui précèdent sont tirés d'un travail de Guizot de Witt : *Les asiles John Bost à La Force* (Dordogne). (*Revue Suisse*).

Bethesda. — Jeunes filles infirmes ou incurables, aveugles ou menacées de cécité, idiotes, imbéciles et faibles d'esprit. — 62 idiotes, dont 18 de moins de 20 ans.

Eben-Hezer. — Jeunes filles épileptiques. — 53 jeunes filles épileptiques, dont 16 au-dessous de 20 ans.

Siloé. — Garçons infirmes ou incurables, aveugles ou menacés de cécité, idiots ou imbéciles. — 80 idiots, dont 22 de moins de 20 ans.

Béthel. — Jeunes garçons épileptiques. — 45 personnes, dont 12 de 20 ans.

Le Repos. — Institutrices incurables, maitresses d'école infirmes, veuves ou célibitaires. — 27 pensionnaires.

La Retraite. — Servantes, femmes veuves ou célibataires, etc. — 30 pensionnaires.

La Miséricorde. — Filles idiotes, gâteuses, ayant perdu toute intelligence, épileptiques, idiotes ou infirmes. — 58 pensionnaires dont 28 au-dessous de 20 ans.

La Compassion. — Jeunes idiots gâteux, épileptiques idiots ou infirmes ; 37 pensionnaires dont 24 de moins de 20 ans.

En résumé 333 idiots ou épileptiques hospitalisés, dont 217 idiots sur lesquels 82 ont moins de 20 ans et 116 épileptiques sur lesquels 38 ont moins de 20 ans.

« Pour les enfants, nous écrit M. le Dr E. Rolland, nous avons une classe calquée sur celles que vous avez à Bicêtre, et où nous essayons, comme vous, de développer l'intelligence de nos idiots par des leçons de choses. Pour les hommes valides, nous avons le travail dans les jardins (10 H.) ; le tricot et la couture pour les femmes ; nous employons aussi ces dernières aux travaux de la maison. De plus, pour les hommes qui ne peuvent pas travailler dans les champs. nous avons organisé des ateliers de sacs en papier pour l'épicerie. Nous faisons même, en partie la fourniture de l'économat du chemin de fer d'Orléans (40 H.) »

[*Asile des incurables* (femmes) à Royat (Puy de Dôme). Religieuses franciscaines. — Cet établissement très modeste et installé d'une façon très défectueuse sous le rapport de l'hygiène, en août 1894 renfermait 92 infirmes de toutes catégories parmi lesquelles 15 à 20 fillettes susceptibles d'être rangées parmi les idiotes et les arriérées. Nous y avons vu un beau spécimen d'idiotie myxœdémateuse et plusieurs exemples d'états crétinoïdes. Le traitement médico-pédagogique y est inconnu (1)].

Cette liste des établissements *privés*, consacrés aux idiots et en particulier aux *enfants* idiots, n'est probablement pas complète. Peut-être aussi que certains renseignements que nous avons donnés ne sont pas exacts. Si toutes ces institutions publiaient chaque année, comme on le fait dans divers pays, la Suisse, l'Angleterre, l'Allemagne, les États-Unis, etc., comme on le fait pour les asiles John Bost et comme nous le faisons à Bicêtre, un rapport sur leur maison, nous aurions pu les utiliser avec la conviction de ne commettre aucune erreur. Nous manquons d'indications sur leur population, les méthodes de traitement et d'éducation. La plupart, du reste, ne semblent pas avoir d'autres prétentions que d'hospitaliser les malheureux enfants qui leur sont confiés. Pour la majorité d'entre eux, nous ne voyons aussi aucune indication d'un service médical régulier.

(1) Ces renseignements ne figurent pas dans la première édition de notre rapport. (*Note de la 2e édition*).

CHAPITRE IV.

L'assistance des enfants idiots et épileptiques à Paris et dans la Seine.

Dans le premier chapitre de ce rapport, nous avons indiqué qu'elle était la condition des enfants idiots, arriérés et épileptiques, en 1874. Nous allons exposer aussi rapidement que possible les progrès qui ont été réalisés à cet égard, à Paris et dans le département de la Seine, soit par le Conseil municipal, soit par le Conseil général.

I. — COLONIE DE VAUCLUSE (Garçons) ; médecin, Dr BLIN. — Nous avons vu que, par une délibération en date du 27 novembre 1873, le Conseil général de la Seine avait autorisé la transformation de la ferme, devenue sans emploi, de l'asile d'aliénés de Vaucluse (Seine et Oise), en une colonie d'enfants idiots. Les travaux d'appropriation ont été faits avec une sage lenteur, car la colonie n'a été ouverte que le 5 août 1876. Le règlement portait que les enfants ne seraient admis que de 7 à 16 ans, et qu'*ils ne devaient être ni* GATEUX *ni* ÉPILEPTIQUES. Trente jeunes garçons choisis par l'Administration dans le quartier d'idiots de Bicêtre, comme remplissant les conditions du programme d'admission, en ont été les premiers occupants. Le nombre des lits était de 116. Primitivement, on espérait y attirer les enfants appartenant à des familles aisées ; cet espoir a été déçu.

A la suite d'une épidémie d'ophtalmie survenue à la colonie de Vaucluse en 1883, l'administration préfectorale nomma une commission chargée d'étudier les améliorations et les développements à apporter à cet établissement.

S'appuyant sur certaines conditions défectueuses de la colonie, M. le Dr Bigot, alors médecin-directeur de l'asile de Vaucluse, en demandait la suppression. La commission administrative, puis la Commission de surveillance repoussèrent cette mesure radicale. On décida de maintenir le chiffre existant de 116 colons et on émit l'avis que « ce chiffre ne serait dans aucun cas et pour aucun motif augmenté ». La limite d'âge était fixée à 3 ans comme minimum, à 18 ans comme maximum.

Le 29 décembre 1892, le Conseil général, sur le rapport de M. le Dr Dubois, déclara, contrairement à la décision antérieure de la Commission de surveillance, qu'il y avait lieu d'augmenter le nombre des enfants de la colonie, de le porter à 250, et vota les crédits nécessaires aux constructions (250.000 fr.).

L'état des travaux, que nous avons constaté le 7 juin dernier (1894), lors de la visite de la Commission de surveillance, à l'asile de Vaucluse, permet d'espérer que les nouveaux bâtiments pourront être occupés avant la fin de l'année courante (1).

L'enseignement est confié à deux instituteurs et un surveillant. — Les enfants sont divisés en quatre divisions selon leur absence ou leur degré d'instruction.

4e Division. — Enseignement par les yeux, leçons de choses, musée scolaire du Dr Saffray ; tableaux d'histoire naturelle de Dayrolle ; couleurs ; cadran horaire ; exercices de mémoire ; alphabet et chiffres imprimés et lettres en bois (modèle de Bicêtre).

3e Division. — Enfants ayant acquis les connaissances les plus élémentaires. Leçons de choses, exercices de lecture, de récitation, de calcul et d'écriture. « Les exercices de calcul, dit M. le Dr Blin, médecin de la colonie, sont enseignés par une méthode aussi simple qu'ingé-

(1) Cet espoir ne s'est pas réalisé et aujourd'hui (fin janvier 1895), l'aménagement des bâtiments n'est pas terminé (*Note de la 2e édition.*)

nieuse, et qui donne d'excellents résultats; soit à aditionner ensemble 8+5+3; les chiffres sont disposés les uns au-dessous des autres comme dans les additions ordinaires,

	8	I I I I I I I I
	5	I I I I I
	3	I I I
	16	

puis chaque chiffre l'un après l'autre est décomposé en ses unités lesquelles sont inscrites à sa droite et additionnés ensuite une par une par l'enfant qui arrive facilement de la sorte au résultat (1).

2e Division. — Enfants sachant lire, écrire et compter. Lecture individuelle et simultanée; notions de grammaire, de calcul, d'histoire et de géographie de la France; leçons de choses plus complètes et résumées ensuite par les enfants sur un cahier spécial.

1re Division. — Préparation au certificat d'études. — Pour eux l'enseignement ne diffère pas sensiblement de celui de l'école primaire.

Les diverses méthodes employées sont pour la *lecture : méthodes* Négondet, Regimbaud, Néel, Cuissard; pour l'*écriture : méthodes* Manoury, Négondet; pour la *géographie* : cours et cartes muettes de Foncin; pour l'*arithmétique* : cours de Lesseyne; pour le *dessin linéaire : méthode* Frœbel.

Voici quels ont été les résultats obtenus sur les 52 enfants entrés en 1893 :

	Classement à l'entrée.	Classement actuel.
Quatrième division..........	19	4
Troisième division...........	24	17
Deuxième division...........	6	20
Première division............	3	11
	52	52

(1) A Bicêtre, nous nous servons de petits *bâtonnets* et d'un casier spécial dont chaque compartiment est numéroté.

II. — Section d'enfants *de l'asile de Villejuif* (Filles). — Médecin en chef, Dr Briand. — En raison de l'encombrement du quartier d'enfants de la Salpêtrière et du service de l'admission de l'Asile clinique, où les enfants étaient mêlés aux adultes, un quartier de la division des femmes, de l'asile de Villejuif a été affecté, le 28 mars 1888, à l'hospitalisation et au traitement des petites filles arriérées, idiotes ou atteintes d'épilepsie. Les enfants sont réparties en quatre divisions. La première comprend les plus intelligentes. L'instruction qui leur est donnée est à peu près celle des écoles primaires. La deuxième est composée d'élèves moins bien douées sous le rapport intellectuel. Le programme de l'enseignement correspond au cours moyen des écoles primaires. La troisième est composée d'enfants « qui sont susceptibles d'apprendre et de retenir ; elles font de l'écriture, de la copie et de la lecture à haute voix.... Elles ont à leur disposition des livres de lecture courante, année préparatoire et année enfantine ». — Dans la quatrième, sont réunis « les enfants réfractaires et absolument incapables de se livrer à aucun effort de mémoire ». *Leçons de choses.* — Ce sont les meilleures élèves de la première division qui leur font l'enseignement. Tableaux représentant les choses les plus usuelles.

Les fillettes les plus grandes et les plus habiles aident les plus petites à s'habiller. Travaux de couture, promenades au dehors, lectures récréatives. Leçons de gymnastique et de chant. « Depuis l'année 1888, 16 élèves ont obtenus le certificat d'études, et beaucoup d'autres sont sorties pourvues de connaissances suffisantes pour vivre en liberté ».

La *population* des enfants, à la date du 1er juin 1894, était de 75 dont 16 épileptiques.

III, — Section d'enfants (Filles) *de la Salpêtrière* : médecin, Dr J. Voisin. — Les renseignements que nous avons donnés dans le *Chapitre* 1er de ce rapport nous permettent de ne nous occuper ici que de l'enseignement. Mlle Nicolle a été chargée de l'école, en qualité d'institutrice de 1849 à 1891. L'école n'eut une existence régulière qu'à partir de 1850. Cette même année, croyons-nous, on introduisit la gymnastique sous la direction du professeur Laisné. Mlle Nicolle a bien voulu nous remettre le résumé suivant de sa pratique :

« Leçons de chant et de gymnastique trois fois par semaine; leçons de lecture (méthode phonomimique). Écriture (premières notions), grammaire, géographie, histoire de France, calcul (travail ardu pour ces faibles d'intelligence). Leçons de choses, narrations d'après les chromos ou images dont l'élève doit faire la description. Tout devoir abstrait ou même un peu compliqué ne doit pas entrer dans l'instruction de ces pauvres cerveaux qui ne pourraient le comprendre, aussi faut-il s'appliquer à ne leur donner que des notions d'une simplicité primitive. Dans la journée plusieurs heures sont consacrées aux travaux à l'aiguille, coutures diverses, tricot, crochet, point de marque et même quelques broderies. Ayant obtenu l'agrandissement des classes, grâce à votre intervention, M. le Dr Bourneville, près du Conseil municipal, nous avons pu subdiviser l'ouvroir, où nous avons établi, vers 1882, un modeste atelier de fleuriste et de petits ouvrages de fantaisie. Travaux manuels particulièrement le samedi.

« Pour les enfants plus arriérées nous essayons la lecture ou connaissance des lettres par la méthode phonomimique qui, selon moi, est bonne pour tous, mais principalement pour nos pauvres enfants. Elle est indispensable si l'on veut obtenir un bon résulttat. Nous essayons l'écriture sur le tracé pour le début, un peu de calcul : il faut employer des nombres concrets. Les leçons de choses répétées fréquemment; quelques petites narrations simplifiées, quelques heures consacrées au travail à l'aiguille, ourlet, tricot, crochet. Quelques-unes ont essayé de faire des fleurs, elles ont à peu près réussi; du reste, généralement, toutes aiment ce genre de travail.

« Les travaux manuels sont utiles à ces pauvres natures, elles s'acquittent généralement très bien de ce genre d'occupation, deux fois par semaine. Nous pouvons même signaler plusieurs arriérées qui sont devenues d'excellentes infirmières.

« Dimanches et fêtes, messe de 8 h. à 8 h. 1/2 (selon la volonté des parents). Promenade dans les cours, promenades détachées, plusieurs grandes promenades à la campagne. Récréations, diverses, petites comédies jouées par les élèves.

« Les épileptiques ne peuvent être astreintes à suivre ce règlement. Lorsque l'élève est surexcitée, on doit l'occuper à un petit ouvrage selon son goût. »

Après la retraite de Mlle Nicolle, l'école des enfants de la Salpêtrière a été confiée par l'Administration à Mme Pigeon, auparavant directrice de l'école des enfants teigneux de l'hôpital Saint-Louis. Elle nous a donné les renseignements ci-après sur sa méthode d'enseignement :

« La première classe comprend les enfants de 12 à 16 ans, épileptiques, paralysées, hystériques. Dans la 2e classe sont des paralytiques, des épileptiques et quelques idiotes. Leur âge varie entre 8 et 15 ans. Dans la 3e classe, la composition est la même, mais les idiotes dominent. Enfants de tout âge. Dans la 4e, appelée l'asile, il n'y a guère que des idiotes; plusieurs même sont gâteuses. Quelques-unes sont paralysées et ne peuvent se tenir sur leurs jambes.

« Un ouvroir est annexé aux classes. Tous les enfants dont l'intelligence le permet y vont alternativement à des heures déterminées.

« Trois fois par semaine, gymnastique le matin à 8 h.1/2 pendant l'hiver. Le samedi, tous les enfants valides restent à aider les infirmières dans le service. Cette méthode qui peut être excellente pour la santé, pourrait l'être aussi au point de vue pratique, si les travaux que l'on fait faire aux enfants leur étaient enseignés d'une façon méthodique.

« *Première classe.* — Enseignement.— Dans la première classe, les enfants sont intelligents et l'enseignement se rapproche autant que possible de celui qui se donne dans les classes ordinaires. Les élèves lisent bien et savent expliquer ce qu'elles ont lu. Après la lecture d'une historiette, par exemple, la maitresse, la leur fait raconter. Si l'enfant interrogée se trompe, les autres sont invitées à l'aider jusqu'à ce que le récit soit complet. L'institutrice reprenant alors les points principaux en tire les conclusions qui lui permettent de transformer cette leçon de lecture en leçon de morale ou d'hygiène.

« On leur enseigne la grammaire, on leur fait faire des rédactions après une lecture expliquée, des lettres à leur famille sur un sujet donné (invitation à venir les voir; récit d'une visite à leur école, etc..); notions d'histoire et de géographie ;

exercices de calcul. Un procédé introduit depuis quelque temps à l'école donne les meilleurs résultats : il consiste en des exercices combinés de dessins et de rédaction. — Travail à l'ouvroir : une série du matin, une série du soir.

« *Deuxième classe.*— Cours élémentaire des écoles de la ville; toutes les enfants écrivent, mais certaines idiotes qui copient assez bien sont incapables de lire ce qu'elles ont écrit. Petites dictées, un peu de calcul et de dessin. Noms géographiques. — Leçons de choses.— Travail à l'ouvroir par séries.

« *Troisième classe.*— Lecture, méthode phonomimique de Grosselin, écriture, calcul, numération. Syllabaire Régimbaud, livret Cuissart, livre de lecture de Mlle Matrat, tableaux de Deyrolles, leçons de choses.

« *Quatrième classe ou asile.* — Dans cette dernière classe les enfants sont bien malades et c'est à peine si les moins atteintes peuvent reconnaitre les lettres et essayer de les reproduire sur l'ardoise. On s'efforce de leur apprendre à compter, à connaitre les chiffres, à retenir de petites fables, on essaie de les faire chanter. La plupart retiennent les airs, mais ne peuvent prononcer une parole.

« On se sert de la méthode phonomimique, du boulier compteur, des balles de laine de couleurs, etc... On leur enseigne le nom de certains objets avec des jouets, des ménages et des animaux, etc.

« Comme travail manuel, on leur montre à enfiler des perles, à faire un peu de tissage, à tenir leur aiguille pour faire quelques points de couture.

« *Ouvroir.* — Les travaux d'aiguille ont beaucoup d'attraits pour toutes les enfants sans exception et la privation de l'ouvroir est une de nos grandes punitions.

« Les élèves de la 1re classe font de très gentils travaux de dentelles au crochet, couture, tapisserie qu'elles nuancent très bien, etc. Certaines d'entre elles font des fleurs pour une maison de gros qui se montre très satisfaite de la bonne exécution de leur travail.

« Les enfants des autres classes cousent, les unes très bien, les autres mal ou, moins habiles, font la couture des ourlets aux confections et des cordons de sonnettes avec de petits métiers spéciaux : les plus maladroites effilent de la charpie.

« *Discipline.* — Les enfants sont en général bien disciplinées. Nous n'avons pour ainsi dire pas de punitions. Les deux plus fortes sont la réprimande dans mon cabinet et la *privation* de récompenses. Les récompenses consistent, le plus souvent, en bonbons, tablettes de chocolat, gâteaux secs, etc. Pour les grandes filles, un livre ou un minime objet de toilette ; parfois quelques sous aux enfants qui ne sont pas visitées ou qui le sont rarement ».

La population des enfants à la Salpêtrière, à la date du 31 mai 1894, était de 135 enfants se décomposant ainsi :

38 idiotes ; 71 idiotes épileptiques ; 26 épileptiques ; dans ce nombre 35 enfants idiotes ne suivent pas l'école.

IV. — Section des enfants idiots et épileptiques de Bicêtre. — Nous avons exposé plus haut (*Chap.* 1er) les différentes phases de l'hospitalisation des enfants idiots et dégénérés à Bicêtre, depuis 1656 jusqu'en 1871. Nous avons signalé les différents essais d'éducation qui y avaient tentés et rappelé, que, pendant l'année 1843, Séguin y avait appliqué son admirable méthode. Après son départ, ses élèves furent confiés à un surveillant, M. Vallée, qui exerça les fonctions d'instituteur jusqu'en 1866, époque où il fut remplacé par M. Desportes, un excellent homme, mais bien au-dessous de sa tâche. Son successeur, que nous avons trouvé en 1879 et que nous avons *toléré* jusqu'en 1883, lui était encore inférieur. Ni l'un ni l'autre ne se doutaient que Séguin avait été leur prédécesseur et ignoraient entièrement la méthode qu'il avait inventée.

La situation des enfants était déplorable. Ils étaient dans le même bâtiment que les épileptiques adultes, le bâtiment de la Force, ancienne partie de la prison de Bicêtre. La salle, qualifiée d'*infirmerie*, recevait les enfants atteints de maladies aiguës, d'affections chirurgicales, de maladies contagieuses aiguës (diphthérie, rougeole, etc.) et chroniques (teigne) ; les enfants agités y étaient attachés, camisolés, aux poteaux qui soutenaient le plafond. De plus, cette prétendue infirmerie servait de dortoir, de réfectoire et de salle de réunion aux enfants gâteux que l'instituteur ne voulait — et ne pouvait guère recevoir dans sa classe exiguë, froide, humide, mal éclairée et mal ventilée. Et pour que l'on ne nous taxe pas d'exagération, nous allons citer, sur ce service, l'opinion émise par M. Maxime du Camp et M. Othenin d'Haussonville :

« En résumé, dit ce dernier, ces deux asiles (Bicêtre et la Salpêtrière) constituent un *spécimen déplorable* de notre ancienne assistance hospitalière. Il est regrettable qu'au moment où on a construit les magnifiques asiles de Ville-Évrard et de Sainte-Anne, l'on ait pas songé à y installer un quartier pour les enfants et pris son parti de *supprimer* dès cette époque ces deux quartiers de Bicêtre et de la Salpêtrière *qui font véritablement peu d'honneur à la charité publique* ».

M. Maxime du Camp :

« Le quartier des idiots, à Bicêtre, est une hideuse *renfermerie* isolée, tant bien que mal, dans d'anciens bâtiments étroits, désagréablement distribués, branlants de vétusté et qui, depuis longtemps, auraient dû tomber sous la pioche des démolisseurs ».

A la fin de 1877, la Commission d'assistance du Conseil général de la Seine nous chargea d'exposer la situation du service de la section des enfants de Bicêtre et de soumettre au Conseil un vœu demandant la séparation des enfants des adultes et la création d'une section spéciale pour eux, suffisamment grande pour qu'on puisse supprimer, en ce qui les concernait, la mesure barbare des transferts en province.

Ce vœu fut adopté par le Conseil général, en janvier 1878, et renouvelé au mois de novembre de la même année. Le Directeur de l'Assistance publique, alors M. Môring, fit dresser un programme des travaux par M. Brelet, inspecteur, chargé de l'hospice de Bicêtre. Celui-ci dressa son programme sans étudier les établissements de l'étranger consacrés aux enfants idiots et sans songer, même un instant, à consulter les médecins de la Salpêtrière (M. Delasiauve) et de Bicêtre (M. J. Falret), chargés des services d'enfants. D'après ce programme, M. Gallois, architecte, dressa les plans et les devis de la section. Le projet fut introduit au Conseil de surveillance en octobre 1879.

Vers la fin du mois de décembre de cette année, quelques semaines après notre nomination de médecin de l'hospice de Bicêtre, la commission de l'Assistance publique du Conseil général vint, suivant sa coutume, visiter la division des aliénés. Son président, M. Thulié, en profita pour nous montrer le projet de la nouvelle section, en provoquant nos remarques. Un examen rapide nous fit voir que ce projet ne répondait pas aux vœux du Conseil général : il n'était fait que pour 120 enfants et il y en avait 125 dans la vieille section ; il y en avait 7 au Bureau d'admission de l'asile Sainte-Anne, attendant des places ; il y en avait une trentaine d'autres inscrits à l'Assistance publique.

Non seulement le projet ne permettait pas de faire face aux besoins actuels, mais la première mesure qu'il y aurait eu à prendre, en le supposant exécuté, consistait à procéder à un transfert, contrairement aux intentions du Conseil général. Nous fîmes ressortir aussi les graves inconvénients que, suivant nous, présentait une construction de trois étages au-dessus du rez-de-chaussée pour des enfants infirmes, paralysés et pour des enfants épileptiques, exposés à des chutes dangereuses. Dans le but de remédier au premier inconvénient, c'est-à-dire à l'insuffisance des lits, nous proposâmes de transformer en dortoirs les locaux affectés à l'école et de construire en rez-de-chaussée une école entre le bâtiment projeté et le gymnase déjà existant. Cette modification qui donnait 40 lits, soit au total 140, parut juste à notre ami, M. Thulié, qui la fit adopter par le Conseil de surveillance.

Dans le rapport introductif du projet, le directeur de l'Assistance publique, déclarait « qu'il y avait là, au point de vue de l'hygiène, une situation qui ne saurait être tolérée plus longtemps ». Il terminait la description du service par cette phrase :

« *En résumé, sous le rapport matériel et sous le rapport moral, le service actuel des enfants idiots et épileptiques* DOIT ÊTRE IRRÉVOCABLEMENT CONDAMNÉ, et il convient, SANS PLUS TARDER, *de porter remède à un état de choses qui compromet le bien-être de toute une population si intéressante par ses souffrances, par ses misères et par son âge* ».

Ce projet fut introduit le 13 avril 1880 au Conseil municipal et renvoyé à la Commission de l'Assistance publique, qui nous chargea du rapport. Depuis le jour où notre ami Thulié nous avait communiqué le projet, étant devenu médecin de Bicêtre au mois d'octobre 1879, nous avions pris soin, en étudiant nos malades, de noter très exactement les besoins du service, et lorsque nous eûmes en main le projet de l'Administration, nous avons pensé qu'une lourde responsabilité péserait sur nous, si, médecin de la section des enfants, c'est-à-dire en mesure de connaître mieux que qui que ce soit leurs besonis, nous engagions le Conseil municipal à voter un projet qui ne donnerait pas à leurs besoins la satisfaction la plus complète.

Bien vite, nous reconnûmes au projet administratif de nombreux défauts : insuffisance de la salle de bains ; absence d'une salle d'hydrothérapie ; absence d'une salle de bains de pieds ; exiguité des locaux affectés au dépôt de linge, des effets d'habillement, etc. ; absence d'*ateliers* ; aucune organisation pour le *traitement du gâtisme* ; insuffisance de chambres d'isolement destinées aux enfants atteints de maladies contagieuses ; pas de *cellules* pour les enfants agités, etc. etc.

L'auteur du programme ne s'était pas mis en frais d'imagination : il copiait, en quelque sorte, les grands bâtiments si défectueux des sections d'aliénés, avec un rez-de-chaussée et trois étages. En constatant chaque jour la difficulté du service dans la vieille section, commune aux enfants et aux épileptiques adultes ; en voyant séjourner les enfants invalides dans les dortoirs de l'infirmerie, précisément en raison du surcroit de travail qu'entrainait la descente des escaliers ; en observant les difficultés qu'éprouvaient les enfants paralysés ou faibles à monter et à descendre les escaliers et les accidents graves auxquels ces montées et ces descentes exposaient les épileptiques, nous avons conclu qu'un bâtiment de trois étages était radicalement mauvais pour des enfants idiots, épileptiques, hémiplégiques, infirmes.

Tout nous démontrait que le projet administratif devait être écarté. Lui en substituer un autre était chose grave et engageait sérieusement notre responsabilité. Nous nous sommes mis à l'œuvre. Nous avons profité de toutes les occasions qui s'offraient pour faire ressortir les inconvénients de l'organisation de la section des enfants en indiquant le moyen d'y pallier. Nous avons agi surtout de la sorte sur M. Imard, inspecteur de l'Assistance publique chargé de Bicêtre, et sur le directeur de l'hospice. Quand notre programme fut arrêté dans notre esprit, nous avons prévenu M. Quentin, à ce moment directeur de l'Assistance publique, que nous rendrions, *sans rapport*, son projet au bureau du Conseil municipal pour qu'il lui fût retourné et nous lui avons demandé l'autorisation (en tant que médecin de Bicêtre) de soumettre notre programme et notre plan général à une commission officielle, composée de l'inspecteur, du directeur et de l'architecte de Bicêtre. Il y consentit.

La réunion eut lieu le 8 juin 1882. Après examen de nos plans et du terrain, les membres de la Commission furent unanimes à reconnaitre que notre projet était préférable à l'ancien et qu'il pouvait faire face non seulement aux besoins du présent, mais encore à ceux de l'avenir, durant une période assez longue. Il reposait sur ce principe : *Faire des services généraux* (ateliers, écoles, réfectoires, etc.,) suffisamment spacieux pour qu'ils puissent suffire à une population de 400 enfants, les construire de suite, ainsi que des dortoirs pour 200 enfants au moins, réserver l'espace pour la construction de nouveaux pavillons au fur et à mesure des demandes.

Il fut décidé, en outre, que les *ateliers* feraient l'objet d'un projet spécial qui serait soumis, à bref délai, au Conseil municipal et que M. Imard rédigerait le programme à soumettre à l'Administration, suivant les données que nous avions soigneusement développées. M. le directeur de l'Assistance publique adopta cette proposition. M. Gallois prépara le projet des ateliers, qui fut soumis au Conseil de surveillance dans sa séance du 3 août 1882. Le Conseil de surveillance l'adopta, après avoir, toutefois, pris connaissance du plan général de la future section et en avoir accepté les dispositions générales.

L'affaire fut introduite au Conseil municipal le 7 août 1882 ; le rapport, dont la commission nous avait chargé, fut fait le 9 août. M. Floquet, à cette époque préfet de la Seine voulut bien donner des ordres pour que les formalités administratives fussent rapidement remplies.

L'adjudication eut lieu le 21 septembre. L'arrêté préfectoral acceptant l'adjudication fut signé le 29 du même mois et les travaux commencèrent dans la première quinzaine d'octobre. Dans cette affaire, l'Administration municipale a mis toute la rapidité possible — au grand scandale de certains fonctionnaires de l'Assistance publique qui ont trouvé, paraît-il, que les formalités administratives avaient été trop vite remplies. Vous estimerez, comme nous, Messieurs, qu'il serait à désirer que la même célérité fût apportée dans toutes les affaires publiques.

L'affaire était engagée et aurait dû suivre son cours naturellement et sans difficultés. Il n'en fut pas ainsi. Le projet ayant été exécuté en son entier par parties, au fur et à mesure des besoins et des ressources financières, chaque projet partiel fut menacé d'échouer devant le Conseil de surveillance qui, ignorant absolument Séguin, ses œuvres, sa méthode et ce qui se fait à l'étranger, n'a jamais cessé de montrer une hostilité déraisonnable contre l'hospitalisation des enfants idiots, « non-valeurs sociales absolues dont le retour à l'état normal est peu supposable... L'augmentation du nombre de lits ne rendra pas un citoyen utilisable à prendre parmi les idiots et épileptiques. »

Il n'en fut pas de même au Conseil municipal qui donna tous les crédits nécessaires à la construction et à l'organisation de la section, dont les derniers pavillons ont été construits en 1889-91 et aménagés définitivement en 1892 (1).

Les dépenses ont été en chiffres ronds de 2.200.000 fr. Les lits se répartissent ainsi qu'il suit :

Dortoirs	320
Bâtiment des gâteux	92
Infirmerie	24
Pavillon d'isolement	16
Pavillon des cellules	8
	460

Nous rappellerons très rapidement l'organisation générale de la section des enfants.

I. Pensionnat. — 1° *Petite école*. Elle comprend : *a)* salle pour les exercices de toilette, le service de propreté et le traitement du gâtisme. — *b)* Salle de jeux (Éducation des sens, toucher, vue, etc.). — *c)* Classe dite de la petite gymnastique (éducation de la main, de la parole et du système musculaire). — *d)* Classe des leçons de choses. — *e)* Classe

(1) Dès que les premières difficultés administratives sont survenues, nous avons prévenu l'Administration que notre intention était d'enregistrer tout ce qui concernait l'organisation de la section et que nous ne manquerions pas d'y consigner tous les agissements et du Conseil de surveillance et de l'Administration. C'est ce que nous avons fait dans un livre intitulé : *Histoire de la section des enfants de Bicêtre* : 1883-1892. In-8 de 140 p., avec fig. et plans. — Nous devons dire que M. Peyron, dès qu'il s'est rendu compte sur place de ce qui se faisait pour les enfants, nous a toujours secondé énergiquement et que, par son habileté, appuyée sur des arguments très sérieux puisés dans les demandes d'admissions de plus en plus nombreuses, il a entraîné, quand même, les votes de son Conseil.

pour les notions de lecture, d'écriture, de calcul, etc.

2° *Grande école.* — Elle est divisée en quatre classes auxquelles sont annexées deux petites salles garnies de vitrines, de casiers et de cabines vitrées pour les malades en accès.

3° *Musée scolaire*, contenant les animaux naturalisés (mammifères, oiseaux, reptiles), les minéraux, les objets divers qui servent aux leçons de choses. Le musée sert aussi de dépôt pour les instruments de la fanfare, de salle de lecture (bibliothèque récréative), de salle projections à la lumière oxhydrique, pour les leçons de choses et les conférences, etc.

4° *Gymnase* couvert et en plein air, exercices des appareils et exercices des mouvements — que nous préférons.

5° *Ateliers.* — Menuiserie, serrurerie, imprimerie, brosserie, vannerie, paillage et cannage de chaises, cordonnerie, couture, jardinage. Les enfants sont, de plus, habitués à faire leurs lits et à aider aux travaux de propreté.

6° *Service balnéo-hydrothérapique* comprenant une salle de bains et une salle d'hydrothérapie et, en outre, dans le sous-sol, le service des bains de pieds et du perruquier.

7° *Salle de cirage des chaussures*, avec un magasin de chaussures.

8° *Dortoirs* au nombre de seize, contenant, d'après le programme primitif, chacun vingt lits, avec lavabos, armoires pour les serviettes, tiroirs pour les peignes et brosses, cabinets d'aisances, etc.

Tel est l'ensemble des services de *jour* et de *nuit*, de ce que l'on peut appeler le *Pensionnat*.

II. — Hospice, ou bâtiment dit des gâteux (Bâtiment E. Séguin). — Un étage, quatre dortoirs de vingt lits chacun ; salle de réunion et de propreté au centre. Il est affecté aux enfants gâteux, invalides, auxquels on apprend à se tenir debout, à marcher, à devenir propres, etc., et aux enfants incurables (déments épileptiques, etc.) (1).

III. — Hopital. — 1° *Infirmerie* proprement dite avec chambres d'observation, office, bains, salle de réunion servant de réfectoire pour les convalescents, etc. ; — 2° le *Pavillon d'isolement pour les maladies contagieuses* ; — 3° le *Pavillon* des *cellules*.

Toutes les cours situées entre les pavillons sont transformées en *jardins* pour l'enseignement des *leçons de choses*.

Tous les services sont réunis par des galeries. Les réfectoires et les dortoirs sont pourvus de lavabos, de cabinets d'aisance intérieurs, et de chambres pour les infirmières de service. Tous les bâtiments, sauf celui des gâteux, sont à rez-de-chaussée.

Le nombre des enfants dépassant de beaucoup celui qui avait été fixé primitivement, nous avons dû installer dans des rez-de-chaussées-sous-sols, une petite école d'une vingtaine d'enfants et un second service de propreté et de traitement du gâtisme.

Les infirmiers et infirmières ont chacun leur chambre.

Le cube d'air par lit, avec la population règlementaire, se comporte ainsi qu'il suit :

Dortoirs des enfants valides................	43 m. 500
— — gâteux................	46 m.
Infirmerie	50 m.
Pavillon des contagieux	32 m.

A la date du 1er juin, 1894, la population se composait de 501 enfants :

(1) Les deux dortoirs du premier étage devaient servir de *dortoirs de rechange*. C'était là une excellente précaution au point de vue de l'hygiène. Mais, depuis plusieurs années, ces dortoirs sont devenus des dortoirs ordinaires, toujours occupés, en raison de l'accroissement de la population (*Note de la 2me édition*).

Epileptiques, dits non aliénés	25
— aliénés	203
Idiots paralytiques, aliénés et hystériques	273
TOTAL	501

Nous avions l'intention de donner ici un résumé du TRAITEMENT MÉDICO-PÉDAGOGIQUE, tel que nous l'avons organisé, mais nous y avons renoncé en présence de l'étendue déjà trop grande prise par notre rapport. Nous rappellerons qu'il comprend la méthode et tous les procédés d'Édouard Séguin, complétés ou perfectionnés sur différents points et, qu'on nous passe l'expression, davantage *médicalisés*, en nous inspirant des idées formulées par l'un de ceux qui, après Séguin, se sont le plus sérieusement occupés du traitement de l'idiotie : nous voulons parler de M. Delasiauve (1).

V. — FONDATION VALLÉE (Filles). — Médecin, M. BOURNEVILLE. — M. Vallée, nommé commis instituteur à Bicêtre, le 13 mars 1844, y exerça ses fonctions jusqu'au 1er janvier 1866. Vers 1846, il fut chargé de faire l'éducation d'un enfant arriéré appartenant à une famille riche. Pour lui faciliter sa tâche, la famille loua à Gentilly, commune dont Bicêtre est une dépendance, une propriété, rue des Noyers, n° 9. Peu après, en 1847, M. Vallée acheta une propriété voisine. C'est là qu'il fonda son institution privée. A sa mort, survenue le 4 décembre 1885, il la légua au département de la Seine, à la condition qu'elle fût affectée, non plus aux enfants de la classe riche, mais aux enfants idiots pauvres. Nous avons été chargé par la Commission de surveillance des asiles de la Seine de faire différents rapports au sujet de l'organisation de cette institution, qui a pris le nom de fondation Vallée (2).

(1) Cette méthode et ces procédés ont été exposés sommairement dans la série de nos *Comptes-rendus du service des enfants de Bicêtre*, de 1880 à 1893 (t. I à XIV, première partie) et dans un travail intitulé ; *Du traitement médico-pédagogique de l'idiotie*, paru dans le n° 1 de la *Revue infantile* (1894).

(2) Bourneville — *Histoire de la Fondation Vallée* (1890-1893).

La fondation Vallée est administrée par la direction et l'économat de l'hospice de Bicêtre; ce sont les services généraux de cette maison qui la desservent. Elle a été ouverte le 1er mars 1890. Il avait été convenu que l'on n'y mettrait jamais plus de 100 enfants, mais, comme à Bicêtre, le chiffre primitif est dépassé.

Les enfants y sont soumis au même traitement médico-pédagogique que ceux de Bicêtre. Elles sont dressées à apprendre tous les soins de ménage. Il y a un atelier de couture et un atelier de repassage. Par suite des nombreuses demandes d'admission, de l'insuffisance de la section des petites filles de la Salpêtrière et de la nécessité de rendre aux aliénées adultes le quartier de l'asile de Villejuif qu'on a affecté aux petites filles idiotes et épileptiques, le Conseil général a décidé la création, sur le domaine de la Fondation, d'un asile pour 400 petites filles idiotes et épileptiques. La Commission de surveillance nous a confié le soin de rédiger le programme de cet asile. Ce programme a été adopté par cette commission et par le conseil général.

Dans sa séance du 23 décembre 1893, ce conseil a voté un crédit de 235.000 fr. pour la construction, à la fondation Vallée, d'un pavillon destiné à recevoir 100 enfants L'adjudication des travaux doit avoir lieu prochainement (2).

A la date du 1er juin 1894, la population de la Fondation était de 130 enfants.

Idiotes et imbéciles non gâteuses	39
Idiotes gâteuses	37
Hystériques	2
Épileptiques non gâteuses	12
— gâteuses	20
	130

(2) Elle a lieu le 4 août 1894 et les travaux ont commencé fin octobre (*Note de la 2e édition*).

Récapitulation de la population des enfants idiots et épileptiques des deux sexes hospitalisés dans le département de la Seine.

1° Bicêtre	501 G.
2° Colonie de Vaucluse	141 G.
3° Salpêtrière	135 F.
4° Vallée	130 F.
5° Villejuif	75 F.
	982 (1)

Ainsi qu'on le voit, le département de la Seine assiste actuellement près d'un millier d'enfants idiots, hystsriques, imbéciles, arriérés et épileptiques.

Nôus avons dit qu'en 1877 et 1878, la Commission d'assistance du Conseil général de la Seine, en constatant que le service des enfants idiots et épileptiques de Bicêtre élait dans une situation plus déplorable que n'importe quel autre service hospitalier de Paris, avait réclamé d'urgence la création d'une section spéciale pour les enfants et qu'en outre, elle avait réclamé l'augmentation du nombre des lits, dans le but de supprimer la *pratique barbare des transferts*. On sait que cette pratique consiste à transférer les malades aliénés, adultes ou enfants, dans les asiles des départements avec lesquels le département de la Seine a des traités, afin de faire face aux demandes d'admission, surtout par la préfecture de police.

Une première tentative a été faite pour atténuer les graves inconvénients des transferts au point de vue de l'humanité ; nous avons insisté avec nos amis et entre autres Thulié, pour que les transferts ne s'appliquassent qu'aux malades non ou peu visités. Malheureusement, les besoins du service des aliénés vont au-delà. On conçoit sans peine les nombreuses et légitimes réclamations qui

(1) A la date du 1er février 1895, la population totale des enfants arriérés et épileptiques s'élevait à 1.010 (*Note de la 2e édition*).

assaillent les médecins, qui n'y peuvent rien, les conseillers municipaux et l'Administration.

Chargé d'un service beaucoup trop considérable, puisqu'il renferme plus de 600 enfants, nous avons très souvent entendu les réclamations douloureuses des familles habitant Paris depuis des années, mais dont les enfants étaient nés dans d'autres départements, et qui venaient nous supplier d'intervenir pour qu'ils ne fussent pas transférés loin d'elles, sans secours et sans consolations. Aussi, dès 1880, avons-nous porté la question devant le Conseil général de la Seine.

Comme on nous objectait qu'il pourrait arriver, ce que nous croyions peu probable, que des familles des départements vinssent à Paris uniquement dans le but de placer leurs enfants dans les services spéciaux de la Seine, il fut décidé que notre proposition de maintien de cette catégorie d'enfants ne s'appliquerait qu'à ceux dont la famille habiterait Paris depuis au moins DEUX *ans* Le Conseil général adopta notre proposition ainsi formulée et, pendant plusieurs années, l'administration de la Seine se conforma, quoique avec une certaine résistance, à ce vote du Conseil. La direction du service des aliénés ayant changé de mains, de nouvelles difficultés surgirent, et, en particulier, on ne mettait pas un grand empressement à faire connaître aux préfets des départements la délibération du Conseil général de la Seine. Les réclamations n'en continuaient pas moins, se multipliant, à mesure de l'augmentation de la population. Nous avons soulevé de nouveau la question à la Commission de surveillance des asiles qui, après une discussion très vive, sur un rapport spécial que nous avions été chargé de faire, nous donna, ou plutôt donna gain de cause aux enfants que nous défendions. Le projet de réglement, qui concernait les placements volontaires d'adultes ou d'enfants, reçut l'approbation du Conseil général. Voici l'article de ce réglement qui s'applique aux enfants nés dans les départements :

« Art. 8. — Les enfants aliénés ou idiots, âgés de moins de 18 ans qui, par le fait de leur naissance en dehors du département de la Seine, ont leur domicile de secours dans un autre département, peuvent néanmoins être admis dans les asiles de la Seine, lorsque les parents sont domiciliés à Paris ou dans une commune de la Seine, depuis TROIS *ans* au moment de la demande d'admission, et qu'ils habitent avec eux. »

Le département de la Seine ne réclame aux autres départements que le prix de pension que ces départements payent dans leurs propres asiles, s'imposant ainsi un sacrifice financier qui n'est pas sans importance. Le Conseil général ne s'est cependant pas laissé arrêter par cette considération. Il a mis au-dessus d'elle et, on ne peut que l'en féliciter, les sentiments d'humanité. Si nous avons insisté sur cette mesure, c'est afin que chacun de ceux qui nous liront puissent la faire connaître aux conseils généraux et aux administrations préfectorales de leur départements, et pour qu'il n'y ait plus d'entraves au maintien dans les sections spéciales de la Seine des enfants dont les départements ont la charge.

CHAPITRE V.

De l'assistance des enfants idiots et dégénérés en Europe.

ALLEMAGNE

ALSACE (BASSE). — *Bischweiler-Oberhofen.* — *Établissement évangélique pour imbéciles.* — Fondé en 1876 par le « Bienheureux » pasteur Strickec de Hunspach à Vissembourg ; 155 pensionnaires ; 92 garçons, dont 16 épileptiques ; 63 filles, dont 5 épileptiques. Personnel : 2 maitres et une maitresse pour les enfants susceptibles d'instruction ; plus, un tailleur, un cordonnier, un jardinier et une vaste ferme. Les enfants aveugles font des brosses et des paillassons. Les filles font des lacets pour chaussures, le blanchissage, le nettoyage des salles et des cuisines. Elles aident à soigner les malades. — Directeur : J. BOTT.

BADE. — 1° *Mosbach.* — Établissement pour enfants arriérés. — Le Dr Roller d'Illeneau en a donné l'idée. Après sa mort un comité composé de ses amis s'organisa en l'honneur de sa mémoire. Les fonds nécessaires furent recueillis en 1878 et 1879. — 122 enfants idiots. — 2 maitres. — Travaux manuels : tissage, corderie, paillassons.

2° *Herten.* — Établissement Saint-Joseph pour crétins, arriérés et épileptiques. Fondé le 30 juin 1879, par Charles Rolfus, curé à Herthen et D. Daner, curé à Sarkingen. Comprend un asile et une école. Population : 220 hommes, 183 femmes. Un maitre et plusieurs sœurs de Charité donnent l'instruction.

BAVIÈRE. — 1° *Polsingen* près Gettingen. — *Établisse-*

ment des diaconesses de Polsingen pour arriérés et épileptiques hommes. — En 1892, 121 malades : 78 arriérés, 31 épileptiques, 5 déséquilibrés, 7 sourds-muets. — 8 sœurs ; — 4 frères ; — 10 assistantes ; — 1 cordonnier. Total : 144 personnes.

2° *Ecksberg.* — *Établissement pour crétins.* — Fondé le 1er avril 1852, ouverture solennelle le 17 octobre 1852. Fondateur : Joseph Probst. On reçoit : idiots, crétins, arriérés et imbéciles. L'épileptique n'est admis que s'il présente de l'idiotie ou de l'arriération. De la fondation de l'établissement à la fin de mars 1892 ont été présentés 2.996 enfants : 764 ont été admis et gardés. Par an on entretient de 90 à 100 enfants ; en tout, 270 personnes. Les garçons sont divisés en 15 catégories de 3 à 12 têtes ; les filles en 8. La maison est entretenue par des dons et des legs.

Brandebourg. — *Potsdam.* — *Établissement d'idiots.* — Fondation Guillaume. Fondé le 29 octobre 1865. 80 garçons et 33 filles.

Moyens d'éducation : école publique ordinaire et méthode des sourds-muets. Gymnastique le plus possible. Depuis la loi de 1891 obligeant la province à entretenir les enfants idiots, l'établissement est provincial sous le nom de : Institut provincial pour l'éducation des idiots.

Braunschweig. — *Établissement d'idiots.* — Fondé en 1868 (13 décembre). 230 idiots : 133 hommes et 97 femmes. Fondateur : le pasteur Stutzer.

Breslau. — 1° *Établissement d'idiots.* — Pensionnaires payants, 14 ; indigents, 16 ; malades entretenus par Breslau, 42 ; total : 72. Fondé en 1882.

2° *Établissement d'idiots.* — Fondé en avril 1894, par Mlle Anna Reisse, propriétaire de l'établissement. 52 idiots susceptibles de perfectionnement : 64 en tout. — Instruction élémentaire. — Travaux manuels : tricot, crochet, ravaudage de linge, dessin, cartonnage, nattage, rempaillage, cordonnerie, jardinage (1).

BERLIN. — *Wuhlgarten.* — Cet établissement est pour les épileptiques adultes. A côté se trouve une maison pour enfants ; elle renferme 100 lits. Les enfants suivent des cours élémentaires basés sur les leçons de choses et les images. On les soumet aux travaux manuels tels que vannerie, cordonnerie, reliure et filets de pêche. Le traitement est le traitement classique de ce genre. Les premiers enfants (28 garçons et 21 filles) arrivèrent le 28 novembre. Population actuelle : 47 garçons et 31 filles. Il a été ouvert le 15 novembre 1893 pour les adultes.

CARLSHOF. — *Maison de secours et de traitement pour les épileptiques.* — 476 malades dont 223 hommes et 253 femmes. — Fondée le 25 octobre 1882 par le surintendant Klapp. — Pour les enfants mineurs il y a une école divisée en deux classes. On les emploie au jardinage et à la culture. — La ferme comprend 52 vaches, 12 chevaux, 400 brebis.

DUSSELDORF. — *Gladbach.* — *Etablissement pour le traitement des idiots, Hephata.* — Fondé le 17 janvier 1859, par le comité provincial de la Mission intérieure. Le directeur, depuis la fondation, est C. Barthold. Il reçoit des enfants des deux sexes et des adultes. On ne prend que les idiots susceptibles d'amélioration ou pouvant un peu travailler. 141 enfants : 90 garçons et 51 filles ; 51 adultes. Ces derniers sont placés dans le quartier qui

(1) D'après le Dr Kurella, il y aurait, en Allemagne, 1 idiot sur 500 à 570 habitants, soit en tout 60.000 dont 8.000 pour la Silésie et les provinces Rhénanes. Mais il s'en faut que ce nombre considérable soit venu peupler les divers asiles pour se soumettre à la loi qui est entrée en vigueur le 1er avril 1893. Un cinquième à peine a répondu à l'appel. Les parents, par suite d'un amour-propre exagéré, cachent leurs malades et atténuent la gravité de leur mal. Il est très difficile d'obtenir des parents une déclaration comme quoi leur enfant est idiot. Il faudra une longue expérience pour arriver à obtenir la confiance des parents, qui en présence des résultats obtenus, n'hésiteront plus à confier leurs enfants aux médecins spécialistes.

constitue l'asile. École : 8 classes ; 5 maitres ; 1 maîtresse ; 5 moniteurs. — Travaux manuels, d'après le sexe ; pour les filles : couture, tricot, crochet, broderie, ravaudage ; pour les garçons : tressage de nattes, cordonnerie, paillassons, rempaillage, vannerie, reliure, brosserie. Les adultes travaillent au jardinage, dans les champs, dans la menuiserie, la forge, le tour et les métiers où l'on exerce aussi les enfants. — L'établissement fait des quêtes à domicile, dans les églises et reçoit des dons volontaires. Dépenses pour l'année 1893 : 100.931 marcks, soit 126. 163 fr.

GEMUNDE-SUR-LE-MEIN. — *Établissement Saint-Joseph.* — Fondé le 15 juin 1882, par M. Michel Herberrich, autrefois professeur de sourds-muets et rédacteur du journal *L'école catholique.* — Population : 68 hommes et 30 femmes ; total : 98. 62 vont en classe ; 36 sont simplement occupés et soignés. — Enseignement individuel. — Travaux manuels : tricotage, couture, vannerie.

HANOVRE. — *Langenhagen.* — *Maison de santé pour enfants arriérés.* — En 1894 : 325 garçons, 228 filles, soit 553 malades. — Fondé le 2 janvier 1862, par le Comité des établissements arriérés du Hanovre. Jardin de 4 hectares et champs de 125 hectares.

Personnel : 1 directeur, 1 caissier, 1 économe, 1 supérieur, 2 maitres, 4 maitresses, 1 femme de charge, 1 maitresse blanchisseuse, 2 élèves, 1 couturière à la machine, 2 domestiques des champs, 1 mécanicien, 2 surveillants, 1 veilleur, 10 infirmiers, 30 infirmières, 4 filles de cuisine, 5 blanchisseuses, soit 70 personnes.

Enseignement : élémentaire, couleurs, constructions, bâtonnets, pliage, leçons de choses, gymnastique, couture, tressage, chainettes, travaux de ménage.

HESSE NASSAU. — 1° *Idstein.* — Établissement d'idiots. — Ouvert le 8 octobre 1888. Fondé par Ehlers de Francfort.

36 garçons, 37 filles, soit 73 malades. — 3 maîtres, 1 maîtresse. On se livre à presque toutes les branches de l'industrie : vannerie, jardinage, charpente, tissage de toiles et de rubans, draps, cordonnerie, tapis. — Tricot, broderie, couture, crochet, travaux de ménage et de cuisine,

2° *Scheuren.* — *Établissement d'idiots* (Religion réformée, mais reçoit tous les cultes). — Fondé en 1870, premier mai. — Le plus jeune a 5 ans. — Le plus âgé a 63 ans. — Alimentation spéciale, hygiène, jeux et promenades, traitement médical, gymnastique, leçons de choses, lecture, écriture, calcul, formes, dessin, chant, travaux manuels. — Pour le prix de pension, plusieurs classes : 3e et 4e classe, 187 fr. 50 à 382 fr. 50 ; 2e classe, 512 à 750 ; 1er classe, jusqu'à 1825 fr. — Population : au-dessous de 16 ans, 96 garçons, 59 filles ; au-dessus de 16 ans, 65 hommes, 31 femmes ; total : 251.

LESCHNITZ. — *Établissement pour les faibles d'esprit.* — Fondé en 1866, par une société constituée dans ce but. En 1893, il y avait 96 enfants de 8 à 14 ans, partagés en 5 classes : 1er classe 18 avec un maître ; 2e classe 18 avec un maître ; 3e classe, 19 avec un maître ; 4e classe, 21 avec une maîtresse ; 5e classe, 20 avec une maîtresse.

Les malades sont soignés et la maison administrée par 9 sœurs de Marie-Madeleine ; 6 sont infirmières, 1 couturière, 2 sont à la cuisine. — Dépense annuelle : 92.095 marcks, soit 115.118 fr. 75.

LIEGNITZ. — *Schreiberhau.* — *Maison de refuge pour le traitement et l'amélioration des idiots.* — Fondé le 27 septembre 1835, mais n'a reçu le premier idiot qu'en septembre 1845. — Fondateur : pasteur Faldner, mort il y a environ 3 ans et demi. — 23 hommes. — 19 femmes. — Vit d'une subvention de l'État et de dons volontaires. — Dr F. GERHART.

MECKLEMBOURG. — *Scchewerin.* — *Établissement pour*

les enfants arriérés. — Fondé le 13 juillet 1867 par le grand-duc Frédéric-François II de Mecklembourg, mort le 15 avril 1883, — Reçoit 51 garçons, 34 filles, soit 85 malades. — On cherche, autant que possible, à faire disparaître les obstacles provoqués par la maladie, à donner aux enfants des habitudes d'ordre, de propreté, à les rendre adroits de leurs mains. On les fait travailler au ménage, au jardin et aux champs : on s'occupe de leurs défauts de parole et de prononciation, et on leur donne un peu d'instruction (5 divisions). — Étendue, 4 hectares 37 ares.

Le 1er juillet 1896, sera ouvert une maison de santé dont la construction est commencée, sur un terrain de 4 hectares. — Le recensement de 1882 accuse dans le grand duché de Mecklembourg, 472 épileptiques, dont 100 au-dessous de 15 ans : soit 1, 107 1000. — Un recensement fait en 1889 donne 826 idiots (449 hommes, 379 femmes), dont 654 au-dessous de 15 ans (365 garçons, 289 filles), soit 1, 439/1000. — Directeur : Dr Basedow.

Oldemburg. — Fondé en 1886. Ce n'est pas une maison de santé, c'est une petite fondation. Il y a 70 enfants, 35 garçons, 35 filles. On les fait travailler au ménage et au jardin. — Dr Basedow.

[Dans ce graad duché, il y a deux établissements pour l'assistance des enfants idiots et épileptiques : l'un, pour les enfants protestants, est situé à Oldenbourg ; — l'autre, pour les enfants catholiques, est situé à Clappenbourg.

1° *Oldenbourg.* — Cet établissement a été fondé en 1886 par un pasteur à l'aide de cotisations volontaires. A la fin de 1893, il renfermait 31 garçons et 29 filles : c'est celui dont il est question ci-dessus . . . .

2° *Clappenbourg.* — Cet asile a été créé en 1883. Fondation religieuse. 11 garçons ; 12 filles (1)] . . . .

(1). Nous devons ces renseignements à l'obligeance du Dr Kollmann. (*Note de la 2e édition.*)

SAXE. — 1° *Grosshennersdorf et Nossen*. — *Établissement pour enfants arriérés à Grosshennersdorf* pour garçons, à *Nossen* pour filles. - Sont refusés : les enfants atteints de maladie contagieuse, les épileptiques, les aveugles, les sourds-muets, les enfants au-dessous de 5 ans et les personnes dont le développement ne conviendrait pas à notre établissement. Fondé en mai 1889 par l'État. Les deux établissements étaient réunis en un seul à Hubertusburg depuis le mois d'août 1846.

2° *Mockern*, près Leipsig. — Asile de Mockern. En 1839, à Eisenach : en 1847, à Uberfuhing près de Leipsig ; en 1860 à Mockern. Fondateur : Dr Carl-Ferdinand Kern, né en 1814, père du directeur actuel qui a bien voulu nous donner ces renseignements. 32 hommes, 9 femmes.

On apprend : lecture, écriture, arithmétique, géographie, histoire religieuse et histoire naturelle. Travaux manuels ; sculpture sur bois, ébénisterie, jardinage, tricot, broderie, crochet, etc.

3° *Neinsted-sur-Harz*. — Plusieurs établissements annexés les uns aux autres : *Elisabeth-Stift*, fondé en 1861, par Jeanne Nathusius, comprend 178 hommes et garçons de 12 à 60 ans. — *Gradenthal* contient 111 hommes et garçons épileptiques. — *Kreuzhulfe-Dalzel* pour 71 femmes idiotes et épileptiques, 4 hommes idiots. — *Kreuzhulfe-Thale*, pour 141 femmes et filles idiotes et épileptiques et 25 garçons au-dessous de 12 ans.

4° *Roda*. — *Établissement pour idiots de Roda*. — Fondé au mois d'avril 1886. Il dépend du duché et reçoit des subventions de la part de personnes pieuses. Il contient des filles et des garçons. L'enseignement est élémentaire et basé sur leçons de choses et images. — Doct. MEYER.

« C'est surtout dans le royaume de Saxe, dit M. le Dr Kurella, que les missionnaires ont expulsé les médecins des établissements d'idiots et d'épileptiques. Ils prétendent même actuellement que le capital versé pour l'entretien des institutions d'idiots leur appartient sans partage et que la mission de donner l'éducation aux idiots leur a été confiée par Dieu même. »

Silésie. — *Fribourg.* — *Asile et établissement provincial.* — Fondé le 1er avril 1893 à la suite d'une loi obligeant les provinces à assister les idiots, épileptiques, sourds-muets et aveugles indigents. — 200 malades de chaque sexe, dont 314 idiots. Ce chiffre n'est pas encore atteint, mais l'établissement est prêt à les recevoir. — Pour le moment il y a trois institutrices qui enseignent sous la direction du médecin en chef. — Dans un *avis imprimé* il est dit : « que les soins doivent être avant tout hygiéniques et qu'il vaut mieux que ce soient des médecins que des religieuses qui soient à la tête de ces établissements. »

Stettin Grunhof. — *Établissement Kuckemnüle.* — But : éducation et traitement des idiots, donner un asile aux épileptiques et les guérir, si possible ; faire l'éducation des diaconesses employées dans l'établissement. Fondé le 14 octobre 1863. Alimenté par des dons. Cet établissement dirige 10 maisons qui renferment 460 lits, dont 425 occupés en ce moment. — 110 hectares de terrain. Instituteurs et institutrices. Travaux manuels : jardinage, agriculture, menuiserie, serrurerie, forge, couture, boulangerie. — Il y a environ 100 garçons et 60 filles occupés dans ces divers travaux. Mortalité 5 à 6 °/₀. Contrat passé avec l'État pour recevoir les indigents, moyennant 450 marks par tête.

Westphalie. — 1° *Marsberg.* — *Établissement pour idiots et épileptiques.* — Fondé le 26 février 1881 par la société de St-Jean de Westphalie. 221 malades dont 134 garçons, 85 filles ; l'établissement a reçu en tout 404 malades. Personnel : 1 directeur, 32 sœurs de charité, faisant fonctions de surveillantes, d'institutrices, d'infirmières, d'aides de cuisine, de ménagères, 9 hommes dont 2 infirmiers, 5 chefs d'ateliers, 2 valets ; 7 filles de service.

2° *Nieder-Marsberg.* — *Établissement d'idiots de la confrérie de Saint-Jean.* — Fondé en 1874. Reçoit les idiots de la province, les imbéciles de 5 à 15 ans, « pour les améliorer et les rendre dignes de la société. » Population : 129 garçons et 83 filles.

Wurtemberg. — 1° *Ea'ersbach.* — *Maison de santé pour faibles d'esprit et épileptiques.* — Fondée le 21 septembre 1849. Dirigé par les religieux de la Mission intérieure. Elle reçoit 397 malades : 112 femmes épileptiques. — 94 hommes épileptiques. — 130 hommes idiots. — 61 femmes idiotes. — Sur ce nombre, 106 vont à l'école, divisée en 6 classes, dirigée par un prêtre, assisté de 3 séminaristes et de 2 religieuses.

2° *Mariaberg.* — *Établissement pour les arriérés.* — Fondé le 11 septembre 1847. — État des malades au 1er juillet 1892 : Hommes, 98 ; femmes, 47 ; soit : 145. — Travaux exécutés dans la maison : cols, mitaines, mouchoirs bandes tissées, abat-jour, chaussures, bottes, vannerie de toutes sortes, corderie, brosserie.

3° *Stetter.* — *Établissement pour les faibles d'esprit et les épileptiques.* — Fondé en 1848. — Comme personnel : 130 employés ; malades : 380, ainsi décomposés : — a) Arriérés, pensionnaires au château : garçons (7 sections), 61 ; — filles (3 sections), 27 ; pensionnaires hommes, 25 ; pensionnaires femmes, 12 : total : 125. — *b*) Épileptiques hommes, 60 : — *c*) Épileptiques femmes, 49 : — *d*) Adultes hommes, 52 ; — *e*) Adultes femmes, 3 ; petits enfants épileptiques, 2 ; — *f*) Hommes, 49 ; femmes, 40 ; (dans Rommelshans) ; total 380. — Ateliers semblables à ceux des autres maisons de santé.

AUTRICHE

BIEDERMANSDORF. — *Institution Stéphanie pour l'assistance et le traitement des enfants arriérés.* — 79 élèves 50 garçons, 29 filles. — Il y a dans cet établissement trois sortes de pensionnaires : 1° ceux dont l'État ou la ville de Vienne paye la pension; 2° ceux qui payent moitié prix; 3° les payants à raison de 400 à 800 florins par an. Fondé en 1883, par la princesse royale Witive-Stéphanie; principaux bienfaiteurs, l'abbé Hifersdorfer, le baron Hye et le baron Drarot.

BOHÊME. — Etablissement d'idiots de la confrérie de Sainte-Anne de Prague. Fondé et entretenu par ladite confrérie (1871). 300 lits. Asile pour inéducables et école pour éducables. *Saint-Ruprecht* près Brucla-sur-Mein. — *Etablissement de traitement, d'enseignement et d'éducation* pour arriérés, idiots entendants et sourds-muets. Fondé en 1879. Population: 39 garçons et 59 filles, 98 malades.

On garde les idiotes inéducables pour les mettre à l'abri; c'est un hospice pour elles. A l'école préparatoire, on prépare l'intelligence à comprendre; on régularise et on développe les mouvements des bras et des jambes ; on étudie les objets simples; marche, course, saut au commandement ; on fait comparer, distinguer ; on provoque les idées, la parole; on suit la méthode des sourds-muets; on enseigne le chant. Travaux manuels, ménagers, horticoles, agricoles et industriels. L'établissement vit de la pension des enfants et de dons volontaires.

GALICIE. — Une section pour enfants idiots *doit* exister dans l'asile d'aliénés de Kulparkow(?).

HAUTE-AUTRICHE. — *Ranariedl.* Établissement pour idiots, près de Rohrbach. Fondé en 1884 par le chanoine Scheibelgen de Linz. Sœurs de charité. 10 lits dans un château tombé en ruines (Un comité s'occupe actuellement de la fondation d'un établissement d'idiots dans la Haute-Autriche).

STEYER-MARCK. — *Établissement d'idiots à Rainbact*, près Graz. — Fondé par le premier des frères de la Charité, P. Schmid, en 1882. 200 lits pour garçons non susceptibles d'éducation.

TRIESTE — Dans cette province, il n'y a d'asile ni pour les aliénés ni pour les idiots. (Dr Marina.)

TULLN-SUR-DANUBE. — Fondé par le Dr von Vigili, pour enfants et adultes aisés: quelques imbéciles. 15 lits.

VIENNE. — Le Dr Krenberger soigne chez lui quelques enfants de familles aisées.

[Depuis la publication de notre rapport, nous avons reçu la « *Statistik des sanitatsiwesens der im Reichsravertretenen Konigreiche und Lander* » pour l'année 1890. Nous en extrayons les passages suivants relatifs à l'assistance des enfants idiots.

« *Établissements d'idiots*. — En 1890 on en comptait cinq, un pour chacune des Provinces de la Basse-Autriche, de la Haute-Autriche et de la Bohême et deux pour la Styrie. 130 hommes et 101 femmes, ensemble 231 personnes, y ont été entretenues avec une dépense totale de 29.474 florins, soit 72.211 fr. 30. Le prix moyen de la journée a été de 41 kreutzer ou 1 fr. 025.

« Le tableau ci-après résume l'état de l'assistance des idiots en Autriche moins la Hongrie.

PROVINCE et Nom DE L'ÉTABLISSEMENT	SITUATION	Nombre d'établissements.	NOMBRE DES ADMINISTRÉS																		Nombre de journées d'entretien	Montant des frais d'entretien.	Dépense journalière d'entretien.
			Restant de l'ann. précéd..		Reçus.		Total			DÉPART.							Restant fin d'année.					
										Par renvoi		Par décès		Total								
			Masc.	Femin.	Masc.	Fémin.	Masc.	Fémin.	Total.	Masc.	Femin.	Masc.	Femin.	Masc.	Femin.	Total.	Masc.	Femin.	Total.			
Basse Autriche. —																						
Asile de la fondation Stéphanie.	Bredermausdorf. (Arrond. de Bade.)		30	18	8	2	38	20	58	3	5	»	»	3	5	8	35	15	50	18.625	15.849	0.874
Haute Autriche. —																						
Établissement d'idiots	Ranariedl. (Arr. de Rohrbach.)		4	3	»	3	4	6	10	2	1	»	»	2	1	3	2	5	7	3.104	2.689	0.975
Styrie. —																						
Institut Pins.	Saint-Ruprecht (Arrond. Bruck.)		20	34	9	18	29	52	81	2	1	»	»	2	1	3	27	51	78	24.000	21.468	0.90
Établissement d'idiots des frères de la Charité.	Rainbach. (Arrond. Graz.)		13	»	3	»	16	»	16	2	»	1	»	3	»	3	13	»	13	5.000	6.908	1.25
	Total		33	34	12	18	45	52	97	4	1	1	»	5	1	6	40	51	91	29.068	27.376	0.95
Bohème. —																						
Établissement d'idiots	Prague.		35	19	8	4	43	23	66	3	6	»	2	3	8	11	40	15	55	21.600	27.276	1.225
Totaux.............		5	102	76	28	25	130	101	231	12	13	1	2	13	15	28	117	86	203	72.397	71.844	1.025

Pour compléter ces renseignements, nous croyons utile de citer quelques chiffres concernant les crétins. — En 1890 l'on comptait en tout 17.890 crétins (en 1889 il y en avait 17.617 et en 1888, 17.364). En comparant les crétins de chaque province dans ses rapports avec sa population il s'ensuit les proportions suivantes :

PROVINCES.	1890.	
	Nombre des crétins.	Crétins par 100.000 habitants.
Carinthie	1.049	294
Salzbourg	465	270
Styrie	2.935	230
Haute Autriche	1.108	142
Tyrol	1.130	140
Silésie	538	89
Goez et Gradisca	185	84
Moravie	1.177	83
Carniole	368	74
Basse Autriche	1.711	65
Galizie	3.444	53
Worarlberg	54	47
Istrie	136	44
Bohême	2.510	43
Bulkovine	238	37
Dalmatie	143	27
Totaux	17.890	76

Ces renseignements, comme les premiers, montrent qu'il reste beaucoup à faire en Autriche pour assurer l'assistance et le traitement des idiots et des arriérés.]

BELGIQUE

Avant 1888, l'assistance des enfants idiots était presque nulle en Belgique. Ces enfants, en majeure partie, étaient retenus dans leur famille. Çà et là, on en rencontrait quelques-uns dans les asiles. Seul, l'hospice Guislain, l'asile d'aliénés de Gand, possédait un quartier spécial pour cette catégorie d'enfants. Depuis 1887, on a ouvert un asile pour les filles idiotes à Lokren, situé à 20 kilomètres de Gand. Déjà la population y est de 225 indigents et 10 pensionnaires Les indigents sont répartis en sept sections. L'école est fréquentée par 70 idiotes: l'enseignement y est intuitif et le personnel enseignant y est animé des meilleures dispositions pour adopter les méthodes nouvelles. — 30 idiotes sont occupées aux travaux domestiques (laver, récurer, balayer, nettoyer les dortoirs, éplucher les légumes, etc.), au tricot, à la couture, au marquage, à la remaillure, etc. Il existe un atelier spécial de couture pour les épileptiques. L'établissement est dirigé par les sœurs de la Charité.

En 1891, les frères de la Charité ont ouvert un asile pour les idiots à Manage: il compte au moins 150 indigents. Vers la fin de 1893, on n'y avait encore rien fait pour organiser l'enseignement ou un travail quelconque.

A Rooighem-lès-Gand, il existe un établissement pour les sourds-muets qui reçoit en même temps quelques idiots appartenant à la classe aisée. Cet établissement est dirigé par les frères de la Charité. Les pensionnaires n'y reçoivent que des soins hygiéniques. — Il n'y a pas de médecin pour diriger le service médico-pédagogique. Un médecin n'y est appelé que pour les maladies incidentes.

Signalons aussi un établissement privé installé dans le château de la Chasse royale, à Ekerbeck-lès-Bruxelles : « *Institut des enfants arriérés, nerveux, épileptiques, maladifs et pour adultes des deux sexes* dont l'état physique maladif ou l'intelligence défectueuse, réclament des soins spéciaux (1) ». On y donne des leçons pratiques de toilette, de jardinage, de travail manuel, de lecture, de gymnastique, de musique, de chant, d'escrime ou d'équitation (2).

Le quartier d'enfants de l'hospice Guislain mérite une description spéciale. Il comprend deux sections : l'une pour les idiots gâteux, l'autre pour les enfants propres. Ce quartier, limité à 80 enfants, ne peut subir de plus nombreuses subdivisions, ainsi que l'aurait voulu notre très distingué collègue, le Dr J. Morel, qui dirige l'asile. Il en résulte que la 2e section renferme à la fois des idiots éducables et non éducables. Les éducables fréquentent une école (4 heures par jour) et l'enseignement y est aussi intuitif que possible. On y apprend à lire, à écrire, à calculer. D'après le Dr Julius Morel, l'enseignement n'y est pas encore ce qu'il devrait être. Un des plus grands inconvénients est le changement trop fréquent du personnel enseignant. Depuis quatre ans il y a eu quatre instituteurs différents n'ayant jamais enseigné autrefois qu'à des enfants normaux et qui arrivés à l'instruction pour les idiots ont à s'assimiler des méthodes nouvelles. Le médecin est impuissant à empêcher ce changement de personnel. Tous les enfants éducables apprennent la musique vocale et instrumentale. Le matin ont lieu les leçons théoriques, l'après-midi les répétitions générales. Les enfants âgés de 13 à 16 ans s'exercent au tricot. Ceux qui sont jugés plus ou moins aptes à apprendre un métier sont envoyés aux ateliers des tailleurs, cordonniers, tisserands, cardeurs de matelas. On en occupe encore à la boulangerie, au bâtiment, aux étireurs de coton. Plusieurs sont utilisés aux travaux agricoles. L'enseignement de la gymnastique est complètement négligé.

---

(1) Dans les brochures que cet établissement adresse aux médecins, il est fait de nombreux emprunts à nos travaux sans la moindre indication de la source de ces emprunts. *Sic vos non vobis.* (*Note de la 2e édition.*)

BULGARIE

Il n'y a pas, dans ce pays, d'asiles consacrés spécialement au traitement des enfants idiots et épileptiques. — Les enfants sont placés dans les asiles d'aliénés consacrés aux adultes, et cela absolument dans le cas où ils gênent leurs parents ou leurs voisins. Autrement ils restent chez eux ou se promènent librement dans les rues. — Il n'y a rien de fait pour leur traitement ou leur éducation. Cette question n'est même pas en discussion chez nous. — (Dr Golowine, médecin en chef de l'hôpital de Lovtsha).

GRANDE BRETAGNE

I. Angleterre.

Asiles publics. — Ce pays possède six asiles publics pour le traitement des enfants idiots et imbéciles.

L'Asile de Darenth est affecté aux enfants pauvres de Londres et entretenu par les taxes municipales. Les autres asiles-écoles, soutenus par des contributions volontaires, reçoivent des enfants appartenant à des classes de la population plus ou moins aisées. Voici le nom et la situation de ces six asiles.

1° Asile de Darenth, pour enfants imbéciles à Darfort (Kent).

2° Asile Royal Albert, pour idiots et imbéciles des comtés Nord (Lancastre).

3° Asile de Earlswood, pour idiots, Redhill (Surrey).

4° Asile des comtés Est, pour idiots et imbéciles (Colchester).

5° Asile des comtés Ouest à Starcross (Exeter).

6° Asile d'idiots des comtés du Centre à Knowle, près Birmingham (Warwickshire).

La population de ces asiles était la suivante à la date du 1er mai 1894.

	Garçons et Hommes.	Filles et Femmes.	Total
1875. Asile de Darenth............	590	557	1.147
1847. Asile d'Earlsoowd	383	188	571
1864. Asile de Lancastre..........	379	172	551
1859. Asile de Colchester.........	162	73	235
1864. Asile de Starcross	132	77	209
1868. Asile de Knowle.............	26	23	49
	1.672	1.090	2.762

Ces six asiles ne reçoivent pas les épileptiques ordinaires, mais seulement les enfants idiots-épileptiques.

Etablissements privés. — Ils sont au nombre de trois : 1° Normansfield, Hampton Wick (Surrey) contenant 200 lits et appartenant au Dr Langdon Down, ancien directeur de l'Asile d'Earlswood, fondé en 1860. — 2° Winchester-House, Kingston Hill (Surrey) contenant 8 lits et appartenant au Dr Flechter-Beach, ancien directeur de l'asile métropolitain de Darenth, fondé en 1893. — 3° Lancaster-House, Richmond Hill (Surrey) contenant 4 lits, et appartenant au Dr Shuttleworth, ancien directeur de l'Asile royal Albert de Lancastre, fondé en 1893.

II. Écosse.

Établissements publics. — Ils sont au nombre de deux : 1° Institution nationale écossaise pour l'éducation des enfants imbéciles, à Larbert, Stirlingshire, fondée en 1861. En janvier 1894, l'Asile renfermait 227 enfants (145 garçons et 82 filles) ; — 2° Baldovan Asylum for imbecile Children, à Baldovan (Dundee), fondé en 1855. En janvier 1894, il renfermait 40 garçons et 18 filles (18 °/o d'épileptiques).

Établissement privé. — Mavisbush, Polton, Midlothian, 10 enfants. Cet établissement appartient au Dr Ireland, ancien directeur de l'Institution nationale écossaise, auteur d'un excellent ouvrage sur l'idiotie (1). Il a été fondé en 1881.

III. Irlande.

Établissement public. — *Stewart Institution for imbecile Children* à Palmaston, près de Dublin. Fondée par le Dr Stewart en 1869, 62 enfants (35 garçons, 22 filles). — Il n'y a pas, en Irlande, d'établissement privé pour les enfants idiots.

Dans tous les établissements de la Grande-Bretagne les enfants sont soumis à un traitement physique, médical, mental et moral. Dans tous, il y a des écoles pour le développement des facultés intellectuelles, et des ateliers pour le travail professionnel. tous sont sous la direction des médecins, comme aux États-Unis, etc.

Le nombre total des enfants se comportait ainsi qu'il suit à la fin de 1893 :

1° Dans les asiles publics :

Angleterre : garçons 1672, filles 890 : soit.	2.562
Écosse : garçons et filles.	200
Irlande : garçons et filles.	50

Dans les asiles privés :

Angleterre : garçons et filles.	212
Écosse : garçons et filles.	10
Irlande : garçons et filles.	0

Le nombre des admissions, année par année, depuis dix ans dans les six asiles spéciaux s'est comporté ainsi qu'il suit :

(1) William W. Ireland. — *On Idiocy and Imbecility*, 1877.

ANNÉES	GARÇONS	FILLES	TOTAUX
1884	162	81	243
1885	138	86	224
1886	228	105	333
1887	239	160	349
1888	245	157	405
1889	214	150	364
1890	321	144	505
1891	267	148	415
1892	148	131	319
1893	244	137	321

Ainsi que le montrent les renseignements qui précèdent, l'*assistance*, le *traitement* et l'*éducation* des enfants idiots et arriérés existent en Angleterre depuis longtemps et d'une façon sérieuse, à la fois pour les enfants appartenant aux classes aisées de la société et pour les enfants pauvres. Toutefois, ce qui existe à l'heure actuelle d'après nos correspondants, est encore loin de répondre aux besoins réels.

Rien que pour l'Angleterre et le pays de Galles on évalue la population des idiots, des imbéciles et des arriérés à plus de 30.000, dont les 2/3, suivant le Dr Shuttleworth, ancien médecin-directeur de l'asile Royal Albert à Lancastre, sont probablement dans les conditions voulues pour recevoir les soins accordés par la loi des pauvres; cette loi ne pourvoit pas aujourd'hui aux besoins de plus de 6.608 malades au maximun. Ce nombre comprend les hospitalisés des trois grands asiles métropolitains pour les imbéciles. Si on considère seulement ceux qui sont susceptibles d'éducation, on estime qu'il y a au moins 18.000 idiots et imbéciles de toutes classes au-dessous de vingt ans; or il n'y a d'institutions que pour 1.600, en y comprenant les écoles de Darenth. Les cinq institutions charitables anglaises en reçoivent un nombre égal ; c'est peu, en vérité, pour un aussi grand nombre. M. Shuttleworth, comparant les pauvres contrées de la Norwège et du Danemark à l'opulente Angleterre, montre que ces deux premiers pays sont en avance, et de beaucoup, sur la Grande-Bretagne. Il estime aussi qu'il y aurait beaucoup à faire pour la catégorie d'enfants intermédiaires aux idiots et aux enfants normaux, c'est-à-dire pour ceux qu'il appelle des *faibles d'esprit* ; beaucoup également pour les enfants épileptiques.

Des efforts ont été accompli aussi avec plus ou moins de succès par les administrateurs des asiles des comtés des différentes parties de l'Angleterre pour établir des services séparés dans les asiles d'aliénés. M. Shuttleworth mentionne particulièrement ceux de Northampton, de Warwick et ceux qu'on organise en ce moment dans les comtés d'Essex et de Middlessex. Sauf ces quelques exceptions les conseils des comtés, en Angleterre, n'ont rien fait pour les malheureux idiots.

En Angleterre, comme chez nous, les inspecteurs se sont élevés énergiquement contre le mélange des enfants idiots avec les aliénés adultes.

En 1877, une commission d'enquête arrivait à cette conclusion qu'il était désirable que, dans chaque district d'Angleterre, il soit établi, pour chaque comté ou groupe de comtés, des institutions entretenues par des impôts, pour le traitement et l'éducation des enfants idiots (1). La loi de 1890, relative aux aliénés, stipule que l'autorité locale d'un comté ou d'un bourg, soit seule, soit de concert avec une autorité semblable, puisse créer des asiles séparés pour « les idiots ou les malades souffrant d'une classe particulière de désordres mentaux. » (Dans cette catégorie rentrerait

(1) L'organisation républicaine ou plutôt *humaine* — de l'Assistance publique en France, comme dans tous les pays, exige des dépenses considérables : on les retouvera quand on le voudra en imposant proportionnellement, tous ceux qui ont le superflu.

un grand nombre d'épileptiques). Il est beaucoup à regretter, ajoute M. Shuttleworth, que cette loi ne fasse que *permettre* au lieu d'*obliger*.

Il ressort de cet exposé que, dans la Grande-Bretagne, on continue à s'occuper avec un esprit de suite, persistant, de la question de l'assistance et du traitement des enfants idiots et imbéciles. Nous devons ajouter que le School Board de Londres a organisé dans certaines écoles de cette ville, des classes spéciales pour les enfants arriérés (1).

ESPAGNE

Aucun renseignement.

[M. le Dr Rosell (de Barcelone) nous écrit que dans la province de Barcelone, il n'y a aucune maison pour les enfants idiots et arriérés. Personnellement, il aurait voulu créer un établissement spécial, mais les circonstances l'en ont empêché, à son grand regret. Au début de 1894, un *manicomio* aurait installé une section spéciale pour cette catégorie d'enfants. Mais elle ne renfermerait que quelques pensionnaires payants et quelques enfants indigents dont la pension est payée par leur municipalité.

D'autre part, le Dr Antono Simonena de Santiago (Gallicie), nous écrit que, à sa connaissance, il n'y a pas, en Espagne, d'établissement. privé ou public consacré aux idiots et aux imbéciles. Ces dégénérés sont disséminés dans les *manicomios* (asiles d'aliénés), et dans les maisons de charité qui secourent et élèvent les enfants déposés aux tours et les vieillards invalides. Ils y sont confiés à des maitres ordinaires et non à des maitres spéciaux. « Pour ce que j'ai vu, dit-il, et je n'ai pas vu toute l'Espagne, l'éducation des idiots et des imbéciles se limite à des notions élémentaires, aux ouvrages manuels qui sont ensei-

(1) Voir Chap. VII, § II.

gnés à ceux que l'on considère comme aptes à recevoir cet enseignement, et c'est le petit nombre. Dans le manicomios de Coujo (Santiago), qui sert pour la Gallicie, et dont la population est de 294 assistés, il y aurait 5 hommes et 3 femmes imbéciles ; 22 hommes et 2 femmes atteintes d'idiotie. Je crois qu'il y en a davantage ». M. Simonena nous a envoyé le résumé général des défectuosités physiques relevés en 1877 pour toute l'Espagne. A cette époque, on comptait 24. 608 aveugles (14.204 h. et 10.404 f.) ; — 7.629 sourds-muets (4.625 h. et 3.004 f. (1)]

FINLANDE (voir RUSSIE)

GRÈCE

Notre ami, le professeur Bambas (d'Athènes), nous a écrit qu'il n'existait pas jusqu'à présent, dans son pays, d'établissement spécial pour les enfants idiots et épileptiques. Les enfants des classes aisées restent dans leurs familles. Ceux qui appartiennent aux enfants assistés sont maintenus dans l'hospice, qui est affecté à cette catégorie d'enfants.

HOLLANDE

Les inspecteurs ont plusieurs fois insisté pour que les idiots soient reçus dans des maisons spéciales, en raison du traitement médico-pédagogique spécial qui leur convient. Cela est d'autant plus nécessaire, que les asiles d'aliénés cherchent à se débarrasser autant que possible des idiots qui prennent les places destinées à des malades souvent dangereux pour la société et qu'on ne peut interner (le nombre des places dans chaque établissement est limité par la loi). C'est d'abord à Vught que l'on a établi

(1) *Note de la 2e édition.*

ur quartier d'idiots, mais il était très insuffisant. En 1891, M. le pasteur Van Schelven et M. J. Kortlang, en collaboration avec la Société pour le Traitement et l'Éducation des idiots, ont fondé un établissement à Ermeloo. Comme la maison ne prend que des enfants au-dessous de 18 ans et exclusivement des idiots, elle n'est pas considérée comme un asile d'aliénés, et les formalités assez onéreuses et importunes que demande l'admission d'un malade dans les asiles, sont évitées. — Il existe également depuis plusieurs années, un établissement pour les enfants idiots à La Haye. Voici quelques détails sur chacun de ces établissements :

1° *St-Heeren Loo* à Ermeloo. — Le 1er janvier 1892, il y avait 20 filles. En 1892, on a reçu 19 filles et 38 garçons ; il est sorti la même année 3 filles et 5 garçons. Le 1er mai 1894, la population se composait de 36 filles et 36 garçons Un nouveau pavillon pouvant contenir 52 garçons est en voie de construction. Les enfants sont répartis en trois classes, qui paient par an : La 1re classe de 1,000 à 1,500 florins ; la 2e, 500 florins ; la 3e, 200 à 250 florins. L'Institution possède une école. Médecin : le Dr Numans.

2° *Genneskundig Gesticht voor minder-jarige idiotentés gravenhage* (Établissement et école pour idiots à la Haye). On n'y reçoit que des idiots et jusqu'à 18 ans. La moyenne annuelle des admissions de 1884 à 1893 inclusivement, à été de 17,80. Le maximum des admissions, 24, a eu lieu en 1893. Le 1er mai 1894, la population se composait de 47 enfants demeurant dans l'établissement et de 38 fréquentant seulement l'école, c'est-à-dire *externes*. L'enseignement comprend : la lecture, l'écriture, la gymnastique. On apprend aussi aux enfants des métiers. Le prix de pension varie de 250 à 600 florins. Le médecin est le Dr Wertheim Salomonsen. Ces deux établissements ont été créés par l'assistance publique et vivent de dons annuels, etc.

Les asiles d'aliénés reçoivent aussi parfois des enfants. Ainsi l'asile de Woorburg, à Vught, fondé en 1885 et qui contient 388 aliénés et 484 aliénées, hospitalisait, à la date du 1er mai 1894, 6 garçons et 5 filles. A la même date, il y avait un enfant idiot à l'asile de Coudewater à Rosmalen ; une idiote à l'asile de Bloemendaal à Loosduinen ; deux idiots et une idiote à l'asile de Francker, etc. Quelques asiles ne reçoivent pas les enfants et les dirigent sur les établissements spéciaux (1).

ITALIE

Province de Novare. — Elle ne possède pas d'établissements publics ou privés pour les enfants idiots ou épileptiques. Ces enfants sont mêlés aux aliénés dans le « Manicomio provinciale » et l'on ne fait rien au point de vue de leur traitement et de leur éducation. Il n'y a pas de statistique des arriérés. « Certes nous ne sommes pas trop en progrès sur ce point, nous écrit le Dr Fornaro, et ce que vous avez fait ne nous a pas profité jusqu'ici, faute de trop de tendance, chez nous, au laisser-aller ».

Province de Rome. — Les enfants idiots et arriérés occupent une petite villa à part dans l'asile d'aliénés qui est construit comme un village. Ce service a été installé par Tomassini pour les enfants éducables — curables — pour employer son expression. On ne reçoit pas les enfants incurables qui sont placés à la *Colonie.* Il y a aussi un petit service pour les idiots appartenant à des

(1) Il existe aussi en Hollande, à Haarlem, une *Association chrétienne pour soigner les malades épileptiques.* Elle « se place absolument sur le terrain de la Bible » ; elle soigne les malades « sans distinction de religion. » Elle a été fondue le 29 décembre 1881. Elle possède deux établissements, l'un à Meer en Booch pour les hommes et les garçons, l'autre à Haarlem pour les femmes et les filles. A la date du 31 mars 1893 la population était de 69 dans le premier et de 70 dans le second. (*Elfde Jaawerslag van de Christhaljike Vereeniging voon de verpleging van lijders aan valleuse ziekle* (1er avril 1892, 31 mars 1893).

familles pauvres. Peu de choses à dire sur le traitement et l'éducation.

La *villa Tomassini*, composée de 20 à 25 enfants des deux sexes, est confiée entièrement aux sœurs de Saint-Vincent-de-Paul. Le premier médecin fait deux visites par jour. — Le service de la *Colonie*, qui compte une vingtaine de garçons est fait par des infirmiers. Il y a, en outre, un instituteur qui leur apprend à lire, à écrire et les occupe à des travaux manuels. « Tout cela, comme vous le voyez, dit notre correspondant, est malheureusement peu de chose ».

Le nouveau directeur de l'asile, devenu propriété de la province de Rome, M. le professeur Bonfigli a conçu divers projets d'amélioration : 1° occuper la section Tomassini par les filles ; 2° transférer les garçons dans un bâtiment actuellement en voie de construction (les unes et les autres paieraient tous une pension) ; 3° envoyer en France et en Allemagne un médecin de l'asile pour y étudier le traitement spécial des enfants idiots et arriérés.

Il existe, en Italie, deux établissements privés consacrés aux enfants arriérés : 1° Le *Paedagogium italianum*, fondé en 1887 à Milan, par le professeur G. Olivero, sous le nom d'*Ipocofacomio*. Il a été transféré en 1891, à Nervi, dans la Ligurie orientale, à quelques minutes de Gênes. C'est un établissement à la fois sanitaire, climatérique, balnéaire et d'éducation pour les enfants des deux sexes, arrêtés dans leur développement : débiles, aphasiques, bègues, et il contient une section pour les rachitiques et les demi-sourds. Le comité directeur est composé des professeurs Caselli, Maragliano et Morselli. On ne reçoit que des enfants payants. L'établissement renfermerait actuellement 32 enfants parmi lesquels 27 arriérés et idiots. Depuis 1882, plus de 3.000 demandes auraient été adressées au directeur. Mais il ne sera possible de leur donner une suite favorable, que si le gouvernement accorde une subvention. « Les résultats obtenus jusqu'à présent sont splendides ».

2° *Instituto italiano dei frenasteni*, à Vercurago (Prov. de Bergamo). — Cet institut fondé à Chiavari, en 1889, par le professeur Antionio Gonnelli-Cioni, ancien professeur des sourds-muets, a été, peu après transporté à Vercurago. Il est destiné non seulement aux enfants, mais encore aux adultes imbéciles et arriérés.

PAYS SCANDINAVES

I. Danemark.

Au milieu de tous les renseignements que nous avons reçus, la correspondance relative au Danemark n'a pu être retrouvée. Nous le regrettons d'autant plus qu'il s'agit d'un pays où les asiles-écoles consacrés aux enfants idiots et arriérés sont nombreux et bien organisés. Nous sommes obligés de nous borner à une citation empruntée au rapport de Mlle Matrat (1).

« Ce fut en 1865, dit-elle, que M. le professeur J. Keller ouvrit à Copenhague, dans un but philanthropique, toute une série d'établissements destinés aux enfants anormaux, les uns maisons d'éducation, les autres asiles, maisons hospitalières ; ces établissements très prospères ont survécu à leur fondateur mort en 1884 ; ils sont subventionnés par l'État, qui y entretient un grand nombre de boursiers et sont dirigés par MM. Christian et Émile Keller. Ils ont reçu (1887) 170 sourds-muets et 459 enfants idiots, faibles d'esprit et épileptiques.

« J'ai visité les deux sections consacrées aux enfants idiots : la première, section d'essai, la seconde, section d'idiots susceptibles d'éducation. Ces deux divisions sont distribuées dans cinq pensionnats, dirigés par sept *plejemodre* (mères nourricières). Le Dr Christian Keller est directeur administrateur et M. A. Prytz, est directeur pédagogique ».

---

(1) *L'éducation des enfants idiots dans les pays scandinaves.*

§ 1. [Le Dr Rohnell, médecin en chef de St.-Hans Hospital pour les aliénés, à Copenhague, a bien voulu nous adresser avec une lettre dont nous tirerons divers renseignements, plusieurs rapports dont M. Hornemann a eu l'obligeance de nous extraire les détails suivants.

Il y a en Danemark, soit dans la capitale, soit aux environs deux groupes d'institutions consacrées aux idiots.

[Établissements de M. le Professeur Johan Keller pour enfants idiots, arriérés et épileptiques. — Le 1er avril 1856, M. le Professeur Johan Keller commençait seul son enseignement aux enfants idiots dans une petite chambre. Il est mort en 1884 laissant 8 grands établissements dont 5 pour enfants. Le gouvernement danois accorde annuellement pour 15.000 kroner (21.000 fr.) de bourses, afin de placer 60 malades chez lui.

Dans ces établissements l'enseignement des enfants absorbe le travail de quatre instituteurs et de 25 institutrices. L'administrateur est M. Ch. Keller ; le directeur de l'enseignement, M. le Professeur A. Prytz ; le médecin en chef, M. le Dr V. Bremer. Les Établissements Keller sont divisés en 3 groupes :

I. — Écoles pour enfants ; — II. Institutions de travail (pour adultes) ; — III. Les asiles pour enfants.

I. — 1° *Station d'essai* ; — 2° Établissement pour l'enseignement pratique ; — 3° Établissement pour l'enseignement théorique.

II. — 1° Institution de travail et d'ateliers pour hommes (Lillemosegaard) ; — 2° institution de travail et d'ateliers pour femmes (Gammelsmosehus).

III. — 1° Asile d'adulte idiots incurables (*Kavens Minde*) ; — 2° asile pour enfants anormaux et épileptiques (*Villa Popina*) ; — 3° asile d'enfants anormaux (*Villa Motlau*).

Premier groupe. — A. *Station d'essai.* Tout nouvel élève commence dans cette classe. On cherche à découvrir ses aptitudes et s'il montre quelque intelligence il est placé dans une classe supérieure (enseignement pratique B ou enseignement théoritique C) : dans le cas contraire il est renvoyé ou placé dans un des asiles. Le nombre d'élèves était en 1891 de 91 (32 filles 56 garçons), en 1892 de 86 (50 garçons, 36 filles), en 1893 de 88 (51 garçons et 37 filles). Les enfants sont habitués à causer ensemble, à jouer, écrire, distinguer des images, l'alphabet, à chanter et ils commencent ici le *Slojd* (travail manuel (1)).

B. *Établissement pour enseignement pratique.* Les enfants qui viennent ici après avoir fait l'autre classe (station d'essai) sont divisés en deux catégories. Ceux qui ont des qualités intellectuellles, qui comprennent et qui vont être confirmés pour faire la première communion et ceux qui ne peuvent qu'apprendre le travail manuel. Les élèves de la 1re catégorie apprennent à lire, écrire, compter, chanter à faire un peu de gymnastique et *Slojd*, Pendant l'année 1891 le nombre des élèves dans cette classe était de 48 (19 garçons, 29 filles). en 1892 de 60 (33 garçons, 21 filles), en 1893 de 63 (36 garçons, 12 filles). — Les élèves de la 2me catégorie n'apprennent que la gymnastique et le Slojd, le nombre des élèves était en 1891 de 42 (25 garçons, en 1893 de 40 (22 garçons, 18 filles).

C. *Enseignement théorique.* Cette classe renferme les élèves sortis des deux autres classes (1re et 2me) ; ils apprennent la religion, l'histoire, la géographie, et surtout le slojd. Le nombre des élèves était en 1891 de 77 (54 garçons,

(1) En Danemark le *Slojd*, c'est-à-dire le travail manuel à l'école, date de 1885. Il y a été établi par M. Aksel Mikkelsen, la méthode du *Slojd* danois a pour but exclusif l'éducation de l'esprit et du corps, regardant l'instruction professionnelle préparatoire comme n'étant pas de son domaine. Au point de vue pratique il vise à une instruction générale pouvant servir de base à une instruction spéciale professionnelle, de même que le reste de l'éducation scolaire pourra former la base d'une étude littéraire ou scientifique spéciale. Pour satisfaire aux exigences pédagogiques de l'école, le slojd a dû être résous en ses éléments : les exercices a l'outillage sont arrangés dans une série progressive, les outils étant introduits dans l'instruction un à un ; et les modéles sont groupés suivant leurs types et le rapport de ceux-ci a la serie progressive des exercices. (Hornemann. — *Le Slojd danois*, Guide à l'Exposition de 1889.)

23 filles), en 1892 de 64 (42 garçons, 22 filles), en 1893 de 66 (43 garçons, 23 filles).

III. *Les asiles pour enfants.* — 2e Asile pour enfants anormaux et épileptiques. (*Villa Popina*). Directrice : Mlle Juul. 38 places. — 3e Asile d'enfants anormaux. (*Villa Mollau*). Directrice : Mlle Friis. 36 places.

Un projet de loi auprès du Parlement (Rigsdag) danois propose de transformer en une institution spéciale tous les établissements Keller et de payer à cet effet une somme de 50.000 francs (70.000 francs) à Mme Veuve Keller. Ce projet n'est pas encore adopté.

Le docteur Kerlin d'Elwyn, (Amérique) a engagé deux des institutrices de l'établissement Keller, Mlles Sarauw et Feisen, afin de diriger son établissement pour les enfants arriérés et idiots dans le même sens que l'institut danois.

L'inspecteur contrôleur du gouvernement est M le pasteur Dalhoff. — L'inspecteur contrôleur de la ville de Copenhague est M. le directeur des écoles N. Bache.

§ II. Établissement Gamle Bakkehus, fondé en 1855 avec 4 malades. Il reçoit des adultes et des enfants. Les ressources de l'établissement consistent surtout en legs qui ont atteint des sommes considérables. En outre le gouvernement danois a autorisé une loterie au profit de l'établissement.

L'établissement est divisé en 3 groupes en ce qui concerne les enfants : I. *Station d'essai* ; — II. *Établissement pour enseignement théorique* ; — III. *Établissement pour enseignement pratique.* — En tout 168 élèves y étaient placés le 31 mars 1893. — Le directeur est M. le Prof. Rolsted.

I. *Station d'essai.* 9 classes. Enseignement 30 heures par semaine. 4 instituteurs, 12 institutrices. (Pour les cours, voir I, établissement Keller). 99 élèves.

II. *Établissement pour l'enseignement théorique.* Cinq classes, 64 élèves, 9 institutrices, 6 professeurs. (Le travail est le même que dans le groupe I, C, Keller; les garçons apprennent en outre la natation et la danse.) Enseignement : 34-36 heures par semaine.

III. *Enseignement pratique.* Deux classes, 25 élèves. (Voir Keller I,) 40 heures enseignement par semaine. Médecin en chef : Dr Nielsen.

Établissement Ebberodgaard. — Il a commencé à fonctionner le 1er juin 1892, et constitue un asile pour les idiots incurables, adultes et enfants, sortant de Gamle Bakkehus et d'ailleurs. La directrice de la maison hospitalière pour enfants est Mlle Nancke. En mars 1893 elle comptait 64 enfants. Le directeur de l'établissement est M. le Dr A. Friis.

Les établissements Gamle Bakkehus et Ebberodgaard sont sous la même administration.

Nous complèterons ce résumé par quelques extraits de la lettre du Dr Rohnell. « Les membres de la direction des établissements Gamle Bakkehus sont nommés par le ministre des cultes et de l'instruction publique, et le directeur est un fonctionnaire de l'État. — Pour les établissements en ville (car il y a des classes spéciales d'externes dans les écoles), le chef est un maitre pédagogue, assisté d'un médecin pour la surveillance rigoureuse de la santé des écoliers. Dans les établissements hors ville, un médecin est le chef des établisements assisté des différents maitres chargés des ateliers.

« [En ce qui concerne les établissements Keller, l'État donne un supplément d'argent et a nommé un comité de trois membres pour le contrôle. Le directeur de l'ensemble des établissements Keller est un médecin. Un autre médecin est le chef de l'asile des incorrigibles.

« Dans les deux groupes, les subventions de l'État sont données en paiement de la moitié des frais pour chaque imbécile placé, pourvu que, ou sa famille ou son domicile en paye l'autre moitié. »](1).

II. Norwège.

L'assistance et le traitement des enfants idiots et épileptiques en Norwège date de 1874. Sur la proposition des directeurs adjoints des sourds-muets de Christiania, M. H. Hansen et M. J.-A. Lippedts, la ville établit une petite école pour les enfants arriérés, annexée à une école primaire. En octobre 1876, MM. Hansen et Lippedts fondèrent le premier asile pour les enfants idiots et épileptiques des deux sexes. Deux ans plus tard, les deux directeurs se partagèrent leurs élèves : M. Hansen devint le directeur de l'institution pour les garçons et M. Lippedts celui de l'institution des filles.

En 1882, M. Sœthre, professeur à l'institution de M. Hansen, fonda une institution à Bergen pour les deux sexes. Tout d'abord, il installa les enfants dans des bâtiments en location, qui répondaient peu à leur affectation nouvelle.

Sur la demande de MM. Hansen et Lippedts, il leur fut accordé à chacun, sur le Trésor public, une subvention de 50.000 francs, à intérêt de 4%, ce qui leur permit de faire appel au public. Avec ces ressources, on construisit des bâtiments appropriés à leur but spécial.

Voici quels sont maintenant les établissements norwégiens affectés aux enfants arriérés :

1° L'institut *Lindern*, à Christiania. Directeur et propriétaire : Hansen (130 garçons) ;

2° L'institut *Thornsang*, à Christiania. Directeur et propriétaire : Lippedts (175 filles) ;

3° L'institut *Sœrthe*, à Bergen. Directeur et propriétaire : Sœthre (130 enfants, garçons et filles).

Outre ces trois instituts, il y a aussi à Christiania, Ber-

(1) *Note de 2e édition.*

gen et Trondhjem, des écoles spéciales pour les enfants arriérés, annexées aux écoles primaires. Elles sont entièrement municipales. Les trois instituts pour les enfants idiots et épileptiques, dont nous venons de parler, ont été privés, jusqu'à il y a deux ans. Il leur est accordé, depuis leur fondation, une subvention annuelle qui, en 1891, pour les trois établissements, était de 105.000 francs. Ils sont contrôlés officiellement par une commission composée de trois membres : un médecin, un pédagogue et un pasteur(1). Chaque établissement a un médecin qui est assisté par un aliéniste, un oculiste et un auriste.

En vertu d'une décision royale du 19 décembre 1891, la loi du 8 juin 1881, concernant l'instruction des enfants anormaux (sourds-muets et aveugles), devint également obligatoire pour les enfants idiots et épileptiques. On commença à faire entrer, dans les trois instituts, tous les adolescents de 16, 17 et 18 ans qui, auparavant, n'avaient pas reçu d'instruction.

La loi précitée impose aux inspecteurs des écoles primaires d'enfants anormaux, de faire, chaque année, un rapport accompagné d'un certificat médical sur chaque enfant idiot, arriéré ou épileptique de 8 à 21 ans. Le rapport est adressé au département des Beaux-Arts et des Cultes, qui décide combien d'enfants et quels enfants peuvent être admis, chaque année, dans les instituts. Sur la proposition du conseiller du département, le directeur Hansen, les enfants désignés dans les rapports sont, d'après leur aptitude pour l'instruction et l'apprentissage, divisés en trois groupes. Le premier groupe comprend tous les enfants qui, d'après les rapports, peuvent être regardés comme susceptibles d'instruction ; le second groupe, les enfants qui, à cet égard, peuvent être considérés comme douteux ; le troisième groupe, les enfants

(1) Comme on le voit, les établissements de la Norwége sont mi-publics et mi-privés (*Note de la 2e édition*).

considérés comme non susceptibles d'éducation. Ces derniers sont écartés des instituts. Pour ces enfants idiots, les plus malades, il n'existe pas encore d'éducation spéciale en Norwège. Si, au bout d'un temps d'épreuves de un à trois ans, les enfants des deux premiers groupes se montrent réfractaires à l'instruction, on les renvoie des instituts.

En vertu de la loi sur les enfants anormaux, les enfants idiots, arriérés ou épileptiques ont le droit de rester 8 ans dans les instituts. Les frais d'instruction et d'apprentissage sont payés par l'État. Ces frais d'entretien annuel varient de 4 à 500 francs par an, non compris les frais d'habillement, soit 60 frans. Pour les enfants pauvres, les frais d'entretien et d'habillement sont payés pour les deux tiers par les ressources du département et pour un tiers par la bienfaisance publique.

En 1892, le nombre des enfants arriérés, idiots et épileptiques, âgés de 15, 16 et 17 ans, incapables d'être maintenus dans les écoles primaires et appartenant aux deux premiers groupes était de 149. 115 d'entre eux furent admis dans les instituts ; les 34 autres appartenant au troisième groupe étaient maintenus dans leur famille. En 1893, les enfants âgés de 15 et 16 ans, susceptibles d'amélioration, étaient au nombre de 145 : tous furent reçus dans les instituts. Cette année (1894), les enfants âgés de 14 et 15 ans seront tous reçus. On estime qu'il sera probablement nécessaire de fonder un nouvel institut pour 250 enfants. Puis, on s'occupera de l'hospitalisation des enfants idiots réputés incurables.

Le but des instituts est de donner à ces enfants anormaux « un minimum d'instruction sociale et morale, de les faire confirmer et de leur apprendre les choses nécessaires à la vie pratique. » Voici le programme qui a été adopté.

A. *Programme des huit classes de l'école.* Chacune des

classes est d'une année : 1° exercices des mouvements ; 2° jeux ; 3° exercices des sens, exercices pour apprendre à ranger, à différencier les couleurs, les qualités, les étoffes par des moyens spéciaux ; 4° école enfantine d'après la méthode Frœbel, modifiée ; 5° exercices de la langue, d'intuition et d'articulation ; 6° explications des images ; 7° exercices des formes ; 8° exercices de la mémoire ; 9° notions sur l'histoire sainte ; 10° objet de l'enseignement ordinaire : lecture, écriture, dessin, arithmétique élémentaire, catéchisme, histoire sainte, langue maternelle, géographie, récits d'histoires, chants, gymnastique.

B. *Programme pour les travaux pratiques.* 1° On commence par une série d'occupations élémentaires, proportionnées, pour la main non exercée, pour l'œil hébété, pour la volonté qui manque, pour l'intelligence réduite ; 2° école enfantine d'après la méthode de Frœbel ; 3° tricotage des filets ; 4° sparterie ; 5° sculpture élémentaire sur bois à l'aide d'un couteau ; 6° fabrication des brosses ; 7° vannerie ; 8° jardinage ; 9° travaux des champs ; 10° menuiserie ; 11° tournage ; 12° cordonnerie ; 13° couture.

Chaque enfant est instruit dans le métier pour lequel il parait présenter des aptitudes. On apprend aux filles le ménage et les travaux à la main (1).

III. Suède.

On compte dans ce pays 29 établissements recevant des enfants idiots et épileptiques.

A. — *Uppfostringsanstalter* (Skolor).

1	Skolan for sinnesloa barn i Stockholm	40
2	Johannesbergs skolafdelning (Mariestad)	40

(1) Nous devons ces renseignements très intéressants à M. le docteur Bekkholm.

3	Sodermanlands lans idiotanstalt (Strengnas) . .	20
4	Idiatanstalterna i Gefle. skolorna.	40
5	Ostergotlands lans anstalt Soderkoping)	24
6	Malmohus lans anstalt Lund	50
7	Smalands idiothem Eksjo	40
8	Orebro lans anstalt Orebro	20
9	Upsala lans anstalt Carlsro vid Upsala)	28
10	Stockholms lans anstalt Hammarby)	30
11	Blekinge lans anstalt Carlshamn)	20
12	Christianstads lans anstalt (Hessleholm).	36
13	Wermlands idiotskola (Karlstad).	15
14	Dalarnes idiothem (Falun).	10
15	Anstalten vid Inaberg (Sodertelje).	7
16	Anstalten « Ebenezer » (Bankeryd).	12
	Total	432

B. — *Arbetshem.*

17	Foreningens arbetshem for man vid Rickomberga (Upsala).	16
18	Upsala lans arbetshem for man vid Carlro (Upsala) . . . , ...	10
19	Gefleborgs lans arbetshem for man vid Carlsberg (Gefle)	10
20	Samna forenings arbetshem for qvinnor i Gefle.	18
21	Arbetshemmet for qvinnor i Stockholm (Norrtwltsga)	8
22	Johannesberg arbetsafdelning	22
	Total	84

C. — *Vardanstalter* (Asyler).

23	(2) Johannesbergs asylafdelning	6
24	Idiotanstalten pa Sofielund (Strimsholm)	22
25	Skaraborgs lans idiotasyl vid Hindsberg (Lefisbergs soken Nariestad)	11
26	Anstalterna vid Vilhelmsro (Jonkoping).	
	a) Asylet Skuggan.	8

	b) Anstalten Hoppet, for epileptiska. . . . . . , .	30
27	Anstalten vid Mariehall (Sundyberg) for epileptiska sinnessloabarn	13
28	Asylet Hogalid (Mariestad).	8
29	Asylet vid Ahus.	8
	Total	106

Upppfostringsanstalterna.	432
Arbetshemmen	84
Vardanstalterna.	106
Total	622

Ces établissements sont divisés en : 1° *écoles* (16) avec un total de 432 élèves ; 2° *maisons de travail* (6), avec 84 places et, 3° *maisons d'entretien* (7) contenant 106 places. Parmi ces derniers sont deux établissements pour les enfants épileptiques (n°s 26 et 27) ; le premier renferme 30 lits, le second 13. Grâce à ce bel ensemble d'établissements, les asiles d'aliénés ne reçoivent presque jamais d'enfants.

La plupart des établissements sont dirigés par un comité central, l'*Association pour le traitement des enfants idiots*. Cette association a été constituée en 1869, à Stockolm, par l'éminent aliéniste N.-G. Kjellberg et le Dr O.-V. Felitzen. Les dépenses sont couvertes en partie par l'État, en partie par les familles.

Aussi ces établissements ont-ils dans une certaine mesure, le caractère privé. Deux inspecteurs nommés par l'État, surveillent les écoles, le Dr E. Hjertstrom pour Stockolm, le Dr Grape, pour le reste du pays.

« Il n'existe pas encore une statistique complète des enfants idiots en Suède, nous écrit le Dr Hjertstrom. On en estime le nombre à 6.295 sur une population d'environ 5 millions d'habitants ; mais ce chiffre est probablement trop bas. En Norwège, ajoute-t-il, la proportion serait plus forte » (voir p. 113).

Le traitement et l'éducation sont sous la direction des médecins attachés à l'établissement. Des instituteurs, des institutrices, des maîtres spéciaux, leur donnent des leçons d'instruction primaire, de gymnastique, de travaux manuels divers, « même d'agriculture ».

Il ressort des renseignements qui précèdent que les Pays Scandinaves ont organisé avec beaucoup de soin un nombre relativement considérable d'asiles-écoles pour l'assistance et l'éducation des idiots. Ils n'ont pas marchandé les sacrifices et, sachant qu'il était possible d'améliorer ou de guérir ces malheureux, ils n'ont pas hésité à leur donner tous les maîtres qui étaient nécessaires. Aussi est-ce à juste titre que M. le Dr Shuttleworth cite, comme un exemple à suivre, ce qui a été fait dans les Pays Scandinaves. Nous partageons tout à fait cette opinion.

PORTUGAL

Aucun renseignement.

ROUMANIE

Dans ce pays, il n'y a aucun établissement spécial pour les enfants idiots et épileptiques : ou bien ils sont mêlés avec les aliénés, ou bien. mais plus rarement, ils sont admis dans les hôpitaux d'enfants. On ne fait rien de particulier pour leur traitement ou leur éducation.

RUSSIE

1° Le premier établissement privé pour des enfants idiots fut fondé pour les provinces de la Baltique, à Riga, en 1854, par M. Platz, instituteur de sourds-muets. Cet asile qui reçoit des idiots, des imbéciles et des épileptiques, est dirigé par la veuve du directeur. Le système d'éducation est celui de Georgens(?). Mme Platz reçoit de la ville de Riga une subvention permettant d'ametttre deux enfants, dont un gratuitement et l'autre à prix diminué. 28 idiots allemands.

2° Il existe près de Pétersbourg une section pour les enfants idiots dans la maison d'aliénés de l'empereur Alexandre III, qui renferme 40 garçons et 35 filles de 5 à 27 ans. Les malades sont bien traités. Pas de classe ; un épileptique donne cependant quelques leçons après le repas du soir. Travaux manuels : tricot et ateliers divers où ils se rencontrent avec les adultes. — Directeur : Dr IGNATIEFF.

3° « Emmanuel-Stift », asile pour enfants idiots et épileptiques : 20 garçons et 20 filles de tout âge ; sorte de maison de campagne près de Pétersbourg. Une institutrice habile, ancienne institutrice de sourds-muets, y enseigne d'après la méthode allemande. Cet établissement appartient à la société évangélique allemande. — Directeur : Dr SWENTOYESKY.

4° Asile de bienfaisance pour enfants idiots à Moscou : 15 lits.

5° Institut médico-pédagogique du Dr MALIAREWSKY à Pétersbourg, pour enfants nerveux, arriérés, dégénérés, épileptiques, etc. Trois sections : section d'éducation, médicale et professionnelle. 10 instituteurs ou institutrices 52 élèves, filles et garçons. Instruction en rapport avec la situation des enfants, musique et instruction religieuse par un prêtre orthodoxe. Médecin-directrice : Mme la doctoresse Maliarewsky. Depuis 1893, cet établissement reçoit de l'État une subvention de 3000 roubles.

6° Asile privé du Dr TCHEREMCHANSKI pour idiots à Pétersbourg.

7° Petit asile pour arriérés dans le département de Voronège.

Dans plusieurs asiles de province se trouvent mélangés avec les adultes des enfants idiots et arriérés que l'on se contente de mettre à l'abri du besoin. A l'instigation de l'Impératrice de Russie, on se propose en ce moment de créer un établissement « copié sur la section des Enfants de Bicêtre. »

[Depuis la publication de notre Rapport, nous avons reçu une lettre très intéressante de M. le Dr IGNATIEFF dont nous croyons devoir mettre les principaux passages sous les yeux de nos lecteurs.

[Il est impossible, nous écrit-il, de fixer le nombre exact des idiots et imbéciles dans la population de la Russie, et nous ne pouvons parler de leur quantité qu'approximativement, en prenant pour base : 1° leur calcul fait dans certaines provinces de la Russie et 2° les résultats de l'examen médical des conscrits.

« Les calculs les plus complets ont été opérés dans les gouvernements de Nigni-Novgorod, de Tambor et de Moscou. Ils ont donné le chiffre de six idiots pour 10.000 habitants. Les résultats de l'examen médical des conscrits pendant les huit dernières années (de 1884 à 1891) sont :

	Total des individus.	Nombre des idiots et des aliénés.	
		Absolut.	Rel. p. 10.000
Dans la Russie d'Europe....	3.886.607	6.539	17
Dans la Sibérie.............	112.325	235	20,9
Dans le Caucase.............	93.932	205	21,8
Total.........	4.052.264	6.979	17,2

« Sans doute que la plus grande partie, au moins les 2/3 du nombre commun des idiots et des aliénés, est celle des idiots. La population masculine de la Russie, de l'âge de 20 à 25 ans, est à peu près de 5.000.000 (4,5 0/0 de la population entière de 113.000.000), parmi lesquels nous pouvons fixer la proportion des idiots à 1 pour mille. Les recherches statistiques montrent que la relation du nombre des idiots de cet âge à la masse des idiots de tous les âges est 7,5 pour 100.

« En résumant toutes ces données, nous avons le droit de calculer la somme entière des idiots masculins à 60.000, et en admettant que la proportion des femmes idiotes relativement aux hommes est de 50 pour 100, nous aurons un chiffre de près de 100.000 de tous les idiots en Russie, c'est-à-dire 8,9 pour 10.000 habitants. Ce chiffre répond incontestablement à la réalité, puisque le calcul direct a donné 6 et la statistique plus précise de l'Europe donne en somme 10 pour 10.000.

« L'organisation plus active des établissements pour les aliénés et les idiots ne date que de 15 à 20 ans. Et voilà pourquoi cette œuvre de charité n'a pas encore atteint de plus larges et spacieuses proportions. Néanmoins, nous pouvons constater avec plaisir sa marche progressive et énergique, car dans le courant des dix dernières années le nombre des aliénés et des idiots admis dans les hospices a doublé. Ce progrès nous le devons sans doute au concours infatigable du gouvernement de l'empire, du zemstuo, des municipalités et à la chaleureuse sollicitude de la charité publique. Actuellement, il y a en Russie 94 hospices spéciaux pour les aliénés et les idiots. Ces hospices renferment 12.500 lits, et de ce nombre de lits 900 sont occupés par les idiots. Indépendamment il existe encore 5 établissements spécialement pour les idiots : 3 aux environs de Saint-Pétersbourg, 1 à Riga et 1 à Mitau. De plus, dans le courant des dernières années, il s'est formé à Saint-Pétersbourg une *Société philanthropique d'assistance pour les enfants estropiés et idiots*. Mais son activité se trouve encore dans sa phase première de développement et au nombre des enfants hospitalisés je n'ai trouvé qu'un seul idiot. Il faut espérer que, dans l'avenir, cette société, en se développant plus largement, embrassera plus amplement dans le rayon de son activité le soin des idiots.

« Vous avez tous les renseignements nécessaires sur les établissements du Dr Maliarevsky, l'asile Emmanuel de la Société évangélique et de Riga, mais à mon grand regret je ne suis pas à même de vous fournir ceux qui concernent celui de Mitau. En revanche, je me fais un agréable devoir de soumettre à votre bienveillante attention un exposé précis sur les sections des idiots et idiotes de l'hospice des aliénés, fondé par Sa Majesté impériale, l'Empereur Alexandre III.

« Cet asile a été créé à la Oudelnaja, aux environs de Saint-Pétersbourg en 1871 par la gracieuse sollicitude de Sa Majesté impériale. En 1884, il acquit des bases solides, ce qui donna aux membres du Comité, curateurs de cet asile, mus par leurs aspirations bienfaisantes, l'idée d'élargir le terrain charitable de l'assistance des infortunés par la fondation d'une section spéciale pour les enfants idiots, dont le manque se faisait profondément sentir en Russie, et par là inaugurer une nouvelle branche de haute charité sous l'égide suprème du Souverain. Cette idée eut le bonheur de recevoir la sanction suprème et Sa Majesté ordonna d'adjoindre cette section à l'asile des aliénés. En 1885 furent fondées deux sections : une pour les garçons et l'autre pour les filles, en tout contenant 30 places. Actuellement le nombre des idiots et idiotes hospitalisés monte à 68 individus. Ces sections sont sous la direction commune de l'administration de l'asile ; elles sont dirigées par le personnel des médecins de l'hospice, lesquels dirigent en même temps les sections des malades. L'organisation de ces sections et le régime ne diffèrent en rien des sections pour les malades. Chaque section est gérée par une surveillante et pour 6 idiots ou idiotes il y a une garde-malade (servante ou bonne).

« Dans le nombre des 68 idiots, idiotes ou imbéciles sont 47 garçons et 21 filles ainsi répartis quant à l'âge :

De 5 à 10 ans.	8 garçons	et	1 fille.
— 11 à 15 —	5	—	5 —
— 16 à 20 —	17	—	11 —
— 21 à 40 —	17	—	4 —

« 19 idiots (14 garçons et 5 filles) sont des pensionnaires et les 47 autres ne payent pas. — 25 garçons et 12 filles sont natifs de Saint-Pétersbourg et le reste des différentes provinces de la Russie. — 29 garçons et 8 filles sont issus nobles. — 14 garçons et 5 filles sont privés de la faculté de la parole. — 15 garçons et 7 filles sont idiots-épileptiques.

« Les soins principaux sont concentrés sur le développement de leur santé physique et à l'appropriation de leurs moyens à certains travaux. 26 garçons et 16 filles sont déjà employés à des travaux variés : La couture, le tricotage ordinaire et le crochet (4-5 garçons et 8-9 filles) ; — la tapisserie (2 garçons) ; — les travaux du jardinage, dans les serres et les potagers (4 garçons et 4 filles) ; — le balayage de la cour, le sciage du bois (3-4 garçons) ; — les travaux du ménage dans les sections (7-8 garçons et 2 filles) ; — dans les ateliers du tailleur (2-3 garçons) ; — du cordonnier (1 garçon) ; — du relieur (3 garçons).

« Quant à ceux qui sont incapables de prendre part aux travaux susmentionnés, ceux-là font la charpie de cable marin pour les pansements. Deux garçons fréquentent l'école et 8 garçons apprennent la lecture et l'écriture sous la direction d'un des épileptiques dans la section même.

« Je crois devoir noter que les sections ne sont pas munies de ressources auxiliaires dans le but du développement intellectuel et physique des enfants.

« Dans les 5 établissements, dont je viens de parler, il n'y a environ que 900 idiots ou imbéciles. Ainsi qu'il est dit plus haut, 400 de ces infortunés se trouvent dans les hospices pour les aliénés. Ce qui, au total, donne le chiffre minime de 1100 idiots hospitalisés. Durant la dernière année 450 à 500 idiots ont été admis dans tous les hospices. Confrontant les chiffres des aliénés et des idiots, admis dans les hospices pendant les six dernières années, nous voyons que les chiffres relatifs des idiots restent presque invariables de 37 pour 1000 aliénés. La quantité des aliénés, admis dans les hospices, monte annuellement et parallèlement s'augmente parmi eux le nombre absolu des idiots. Dans ce nombre des idiots, la quantité des femmes est moindre pour 1/2 en comparaison de la quantité des hommes.

« Les malades aliénés guérissent, évacuent les hospices et rentrent dans leur famille, tandis que les idiots sont incurables. La proportion des idiots, qui rentrent dans leurs familles non seulemenent est moindre que celle des aliénés, mais elle diminue d'année en année ; par exemple en 1890 cette proportion était à peu près de 19 0/0, en 1891, 18 0/0, en 1892, 15 0/0. On voit par là, que les idiots envahissent progressivement les lits des hospices dans une proportion plus nombreuse que les aliénés. La mortalité annuelle des idiots et des idiotes est presque égale, dans la proportion de 6 0/0.

« Comme on le voit, la question de l'Assistance des idiots en Russie, est encore dans une phase primitive. L'organisation de cette assistance, naissante en Russie, n'ayant sous sa protection qu'un fort petit nombre d'infortunés, est encore bien loin de tels établissements, comme celui de Bicêtre, qui doit servir de modèle pour les établissements de ce genre. »]

Finlande. — Depuis cinq ou six ans il existe, dans ce pays, une institution fondée par M. Hedman et subventionnée par l'État. D'abord située près de Helsingfors, elle a été transportée, il y a environ trois ans, à Berttula, dans les environs de la ville de Javastehus. A la fin de l'année 1893, l'établissement comptait 34 élèves, dont 19 garçons et 15 filles, âgés de 5 à 17 ans. L'établissement est visité deux fois chaque mois par un médecin, En outre de leurs travaux intellectuels, sur lesquels nous manquons de détails, ces enfants sont occupés à des travaux agricoles. On soigne attentivement leur développement physique. Il n'y a pas de statistique spéciale pour cette catégorie d'enfants. — (Dr Arthur Clopatt).

Pologne. *Varsovie.* — « Il n'existe dans ce pays, nous écrit M. le Dr Gajlivansky, rédacteur de la *Gazety Lekarskiej*, aucun établissement public ou privé consacré aux enfants idiots, arriérés et épileptiques ».

SUISSE

Voici la liste des établissements suisses pour enfants intellectuellement retardés :

ANNÉES	EFFECTIF au 1er janvier			Augmentation		Diminution		EFFECTIF au 31 décembre		
	GARÇONS	FILLES	TOTAL	GARÇONS	FILLES	GARÇONS	FILLES	GARÇONS	FILLES	TOTAL
I. Institution *Keller* pour jeunes filles à Hottingen-Zurich, inauguré en 1850.										
1890	—	17	17	—	7	—	7	—	17	17
1891	—	17	17	—	2	—	2	—	17	17
1893	—	17	17	—	3	—	4	—	16	16
II. Etablissement *Zur Hoffung* à Bâle, inauguré en 1857.										
1890	14	11	25	2	1	—	2	17	10	26
1891	16	10	26	2	1	2	1	11	10	26
1892	16	10	26	2	1	3	—	15	11	29
III. Etablissement *Weissenheim* près Berne, inauguré en 1868.										
1890	10	19	29	5	2	2	4	13	17	30
1891	13	17	30	1	3	1	2	13	18	31
1892	13	18	21	2	9	4	6	11	21	32
IV. Asile de l'*Espérance* à Etoy (Vaud), inauguré en 1872.										
1890	12	18	30	10	2	6	2	16	18	34
1891	16	18	34	4	2	4	4	16	16	32
1892	16	15	32	3	3	2	2	17	17	34
V. Etablissement pour jeunes garçons à *Regensberg*, inauguré en 1883.										
1890	42	—	42	14	—	13	—	43	—	43
1891	43	—	43	31	8	14	—	60	8	68
1892	60	8	68	20	6	18	2	62	12	74
VI. Asile de *Saint-Joseph* à Bremgarten, inauguré le 10 décembre 1889.										
1890	3	2	5	15	10	3	1	15	11	26
1891	15	11	26	17	6	2	4	30	13	43
1892	30	13	43	13	9	4	2	39	20	59

SORTIS PENDANT L'ANNÉE 1892							
ÉTABLISSEMENTS	Améliorés		Non améliorés		Décédés		DEMANDES d'admission refusées
	M.	F.	M.	F.	M.	F.	
Hottingen....	—	3	—	—	—	1	5
Bâle	3	—	—	—	—	—	4
Weissenheim.	4	6	—	—	—	—	21
Etoy	1	4	1	1	—	—	4
Regensberg..	12	—	5	2	1	—	8
Bremgasten..	4	1	—	1	—	—	—

TURQUIE D'ASIE

Dans aucune ville de l'Asie-Mineure, il n'y a d'établissements, publics ou privés, pour les enfants idiots et les enfants épileptiques. La seule ville qui possède plusieurs hôpitaux généraux convenables est la ville de Smyrne. Parmi ces établissements, l'hôpital grec et surtout l'hôpital Autricion, qui reçoit des malades de toute nationalité, prennent, de temps à autre, des idiots et des épileptiques que l'on ne sépare pas des autres aliénés. Ces idiots et ces épileptiques sont d'ordinaire des adultes. Par exception, on reçoit des enfants au-dessous de dix-huit ans, mais contre rémunération. Rien n'est fait au point de vue de l'éducation de ces malheureux — (Dr. B. NARICH, de Smyrne).

TURQUIE D'EUROPE

D'après les renseignements pris ou recueillis auprès des autorités médicales de Constantinople et des principales villes de la Turquie, il n'existerait pas, dans ce pays, d'établissements spéciaux, publics ou privés, pour les enfants idiots et épileptiques. En général, ils demeurent dans leurs familles. Si celles-ci n'ont pas les moyens de les nourrir, les enfants sont parfois placés dans les rares établissements d'assistance existant en Turquie, où ils ne sont, d'ailleurs, l'objet d'aucun traitement systématique et rationnel. — (Dr Mahé).

CHAPITRE VI

L'assistance des enfants idiots et arriérés aux Etats-Unis d'Amérique.

En raison de la grande importance des établissements de la République américaine affectés aux enfants qui nous occupent, il nous a semblé convenable de résumer, dans un chapitre spécial, les nombreux renseignements que nous avons reçus. Nous ne pourrons le faire, malheureusement, que d'une façon très abrégée.

C'est en 1818 qu'un premier essai d'assistance et d'éducation paraît avoir été tenté. Il n'aurait été, d'ailleurs, que temporaire. Quelques enfants idiots auraient été reçus à l'asile des sourds-muets de Hartford. On assure qu'on serait arrivé à améliorer beaucoup leur condition physique, leurs habitudes et leur langage.

Les travaux publiés en Europe sur le traitement et l'éducation des enfants idiots, en première ligne et en tête, par Ed. Séguin, ultérieurement par Guggenbuhl, Sægert, Conolly et Reed, attirèrent particulièrement l'attention des médecins des Etats-Unis.

A cette époque, un certain nombre d'idiotes étaient reçues dans les prisons, dans les hospices. On avait remarqué que les quelques idiotes qui avaient été reçues dans les institutions consacrées aux sourds-muets, présentaient une amélioration considérable après une période d'éducation suffisante. La même remarque avait été faite pour d'autres enfants idiots internés dans les asiles d'aliénés. En 1845, les Dr Woodward et Brigham, inspecteurs des asiles d'aliénés de l'état de Massachusetts et de

New-York, signalèrent, chacun de leur côté, la nécessité de s'occuper de l'éducation de cette catégorie d'enfants anormaux. Le 13 janvier 1846, le Dr F.-P. Backus, sénateur de l'État de New-York, prit, le premier aux États-Unis, l'initiative du dépôt d'une loi en faveur des enfants idiots. A cette occasion, il exposa brièvement devant le comité des sociétés médicales, l'histoire des écoles européennes, leurs résultats, et termina en disant que les écoles pour ces enfants étaient un besoin de l'époque. Le 25 mars suivant, il déposa un projet de loi au Sénat qui fut adopté, mais peu après il fut rejeté par l'autre assemblée.

Le 23 janvier de la même année (1847), le juge Bryngton, membre de la Chambre des représentants de l'État de Massachusetts, proposa la nomination d'un comité destiné à examiner l'utilité de la nomination d'inspecteurs qui seraient chargés de faire une enquête sur la condition des idiots dans la République, d'en connaître le nombre et de rechercher les moyens propres à améliorer leur sort. Cette proposition fut acceptée. Un comité composé de trois inspecteurs fut nommé. Le Dr S. G. Howe fut choisi comme président. Cette commission, dit M. le Dr Walter Fernald, auquel nous empruntons tous ces renseignements, fit, en 1847, un rapport qui renfermait une lettre de Summer exposant, en termes élogieux, la méthode et les résultats de Séguin (de Paris). En mars 1848, la commission publia un rapport complet, avec des tableaux statistiques et des détails minutieux et recommanda l'ouverture d'une école expérimentale... Par une décision du 8 mai 1848, la législature vota un crédit pour l'organisation de cette école à la condition que des idiots indigents des différentes parties de l'État seraient choisis pour y être instruits. Cette loi fonda la première institution d'État en Amérique. Le premier élève fut reçu le 1er octobre 1848. Le Dr Howe se chargea de la direction de cette école...

Trois ans plus tard, en présence des heureux résultats obtenus, l'État doubla l'allocation annuelle et décida de transformer l'école expérimentale en école permanente sous le nom d'*École pour les jeunes idiots et arriérés* du Massachusetts. Deux mois après, une école privée fut ouverte à Barre, dans le même État, par le Dr Wilbur; cette école prospéra sous son habile directeur et, à partir de 1885, sous celle de son successeur, le Dr G. Browne.

Dans l'État de New-York, une nouvelle tentative, aussi infructueuse que la première fut faite en 1847 et ce ne fut qu'en juillet 1851 qu'une loi accorda un crédit pour entretenir, durant deux années, une *école expérimentale* à l'usage des enfants idiots. Elle fut placée près d'Albany, inaugurée en octobre 1851 et confiée au Dr Wilbur. Elle attira considérablement l'attention des éducateurs, des membres de la législature et des fonctionnaires des autres États. Le 11 avril 1851, fut autorisée l'érection de neuf bâtiments. « Les citoyens de Syracuse donnèrent les terrains nécessaires et la pierre angulaire du premier édifice de cette contrée, bâti expressément dans le but de soigner et d'éduquer les enfants idiots, fut posée le 8 septembre 1854 ». Le Dr Wilbur a dirigé l'asile-école de Syracuse jusqu'à sa mort, survenue en 1883. Il y appliqua, aussi complètement que possible la méthode physiologique de Séguin, auquel il a toujours rendu la plus entière justice et qui était devenu l'un de ses plus chers amis.

La Pensylvanie suivit l'exemple des États de Massachusetts et de New-York. En 1852, une école privée pour les idiots fut ouverte à Germantown par M. J. Richards. Cette institution devint, le 7 avril 1853, l'asile-école de Pensylvanie pour les enfants idiots et arriérés. « C'est en 1875, à Elvin, que commencèrent les fondements de la magnifique institution qui devait avoir près de mille habitants ».

L'asile de l'Ohio, à Colombus, fut ouvert le 17 avril 1857. Cet État a, dès le début, pourvu ses enfants arriérés d'une manière plus large et plus généreuse que n'importe quel autre État. « L'institution de Colombus, dit M. Fernald, par ses constructions solides et son splendide aménagement, est l'une des meilleures institutions du monde pour soigner et éduquer cette classe spéciale d'enfants ».

L'asile du Connecticut, à Lackeville, fut inauguré en 1858 et mis sous la direction du Dr V.-M. Knight, et celui du Kentucky, à Francfort, fût ouverte en 1860. Dans l'Illinois, à Jacksonville, une école expérimentale pour les enfants idiots fut ouverte en 1865, comme annexe de l'institution des sourds-muets. « En peu d'années, cette école obtenait une organisation spéciale : c'est l'asile de Lincoln (1873). La Hillside-Home, école privée, fut ouverte à Fayville, Massachusetts, en 1870.

En 1874, les asiles qui existaient dans sept des états de la République américaine, renfermaient 1.041 élèves, et les deux institutions privées de Barre et de Fayville en contenaient 69.

Depuis cette époque de grands progrès ont encore été réalisés. Ils sont dus surtout à l'influence de l'*Association of Medical Officers of American Institutions for Idiotic and Feeble minded Persons*, fondée en 1873, durant l'exposition du centenaire à Philadelphie. « Le but de cette association, écrit le Dr Walter E. Fernald, est l'examen et la discussion de toutes les questions relatives à l'assistance, à l'instruction et à l'éducation des idiots et des arriérés. Elle prête son influence pour l'établissement et l'entretien des institutions analogues. Elle se réunit chaque année et son ordre du jour comprend la lecture de rapports ou de mémoires scientifiques et l'histoire des progrès réalisés durant l'année précédente. »

Nous avons reçu, il y a quelques années, du Dr Kerlin, et tout récemment du Dr M. Barr, un grand nombre de rapports sur les asiles consacrés aux enfants idiots en Amérique. Il nous serait possible, avec ces riches documents, de donner une idée de tous les asiles, mais un résumé, quelque succinct qu'il soit, nous entrainerait beaucoup trop loin. Aussi devons-nous nous borner au tableau suivant qui comprend des indications sur le nombre, la situation, la date de fondation, le nombre des lits des diverses institutions publiques qui, d'après M. Walter Fernald, existaient à la fin de 1892 :

NOMS	LOCALITÉS	Date de fondation	Population
California Home for care and Training of Feeble-Minded Children	Glen Ellen	1885	259
Connecticut School for Imbeciles	Lakeville	1852	130
Illinois Asylum for Feeble-Minded Children	Lincoln	1865	536
Indiana Scholl for Feeble-Minded Youth	Fort Wayne	1879	421
Iowa Institution for Feeble-Minded Children	Glenwood	1876	456
Kansas State Asylum for Idiotic and Imbecile Youth	Winfield	1881	102
Kentucky Institution for the Education and Training of Feeble-Minded Children	Frankfort	1860	156
Maryland Asylum and Training School for the Feeble-Minded	Owing's Mills	1888	40
Massachusetts School for the Feeble-Minded	Waltham	1848	450
Minnesota School for the Feeble-Minded	Faribault	1879	332
Nebraska Institution for Feeble-Minded Youth	Beatrice	1887	154
New-York State Institution for Feeble-Minded Children	Syracuse	1851	502
New-York State Custodial Asylum for Feeble-Minded Women	Newark	1885	345
Randall's Island Hospital and School	New-York Harbor	1870	364
New-Jersey Home for the Education and Care of Feeble-Minded Children	Vineland	1888	154

NOMS	LOCALITÉS	Date de fondat.	Population
New-Jersey State Institution for Feeble-Minded Women..	Vineland........	1886	65
Ohio Institution for the Education of Feeble-Minded Youth.	Columbus	1857	822
Pennsylvania Training School for Feeble-Minded Children.	Elwyn...........	1853	851
Washington School for Defective Youth.................	Vancouver	1892	25

A cette liste, le Dr Ambroise M. Miller ajoute une vingtième institution publique « Wilbur Home for Imbeciles », créée à Kalamazoo en 1886 et qui contient 35 enfants (1). De telle sorte que, à la date indiquée, c'est-à-dire à la fin de 1892, les idiots et imbéciles assistés et instruits dans les établissements publics s'élevaient au chiffre total de 6.044.

Les bâtiments et les terrains qui leur sont affectés représentent un capital de plus de 4 millions de dollars. La dépense publique (2) annuelle pour leur assistance et leur éducation monte maintenant à un million de dollars environ. Toutefois, il convient de dire que les dépenses courantes de ces institutions ont été graduellement réduites, et dans une forte proportion, par l'utilisation des enfants auxquels on apprend différents métiers, soit encore, en utilisant un certain nombre d'entre eux à remplir les fonctions d'infirmiers dans certains postes (3).

En plus des établissements publics dont nous venons de parler, il existe encore dans les États-Unis, *neuf institutions privées pour les enfants arriérés*. Leur population totale était de 216 enfants au commencement de 1893.

(1) Ambroise M. Miller. — *Special Report of the Superintendent of the Illinois Asylum for Feeble Minded Children*, 1894.
(2) Il y a, en outre, des dons, sans compter les prix de pension des payants.
(3) C'est la thèse que nous soutenons depuis bien des années sans succès.

La plupart des États s'occupant de l'assistance des enfants idiots ont organisé leurs asiles à peu près sur le même plan avec l'école pour centre, des ateliers, des fermes ou colonies, des infirmeries, des services particuliers pour les dégradés et, parfois pour les épileptiques. Dans les nouvelles constructions, dit le Dr Fernald, ajoutées aux anciennes et dans les institutions bâties durant ces trente dernières années, le système des constructions détachées, désignées sous le nom de « cottage » a été assez généralement adopté, afin d'assurer la classification nécessaire et la séparation des différentes classes de ces malheureux » (1).

Tous, ou presque tous les asiles appliquent aussi le même système de *traitement médico-pédagogique,* qui a pour base la méthode et les procédés formulés par notre compatriote SÉGUIN, complétés par Richards, Wilbur et Howe, méthodes et procédés inventés et pratiqués « des années avant la création des jardins d'enfants et l'aurore de la nouvelle éducation (2) ».

D'après le Dr Fernald, le recensement de 1890 aurait donné un total de 95.571 idiots et arriérés pour les États-Unis. Il est certain que ce total n'embrasse pas la plupart des enfants soignés dans les familles et dont les parents ne veulent pas admettre la débilité mentale. A son avis, on peut dire, en considérant tout le pays, qu'il y a deux arriérés pour mille habitants. Sur ce grand nombre, 6.315 seulement, soit 6 0/0, sont aujourd'hui soignés dans des institutions spéciales.

En résumé, aux États-Unis, seize États possèdent maintenant des asiles-écoles pour les idiots de tous degrés.

---

(1) Certains États, comme ceux de New-Jersey, ont créé des asiles pour les idiotes et arriérées adultes. C'est ce que nous ne cessons de réclamer dans le département de la Seine.

(2) On ne saurait mieux résumer l'œuvre éducatrice de Séguin dont, malgré nos efforts, nos redites, le nom est à peu près inconnu en France, son pays. (*Note de la 2e édition*).

L'état de Michigan, à la dernière session de la législature, a autorisé l'établissement d'une institution pour ces malheureux. Des efforts vigoureux sont faits pour en fonder de semblables dans le Visconsin, le Colorado, le Missouri, le Texas, le Delaware, la Virginie et la Georgie. « Ce n'est pas une chimère de croire et d'espérer, dit le Dr Walter E. Fernald, que, dans un temps prochain, *chaque État* de l'Union américaine aura son propre asile pour les arriérés ».

CHAPITRE VII

De l'assistance des idiots et des épileptiques dans l'Amérique du Sud (1).

I. Bolivie.

D'après M. L. Marchal, d'Ouro, il n'existe pas en Bolivie un seul asile d'enfants idiots ou épileptiques. « Tout me porte à croire, ajoute-t-il, qu'il n'en existera pas de longtemps. »

II. Colombie.

D'après une lettre de M. le Dr Urriola (de Panama), il n'y a pas dans ce pays d'asiles consacrés aux enfants idiots et épileptiques. En ce qui concerne les idiots (crétins !) qui sont si nombreux dans certaines régions du pays où le *colo* est endémique, comme à Mariguita, dans le département de Folena, le gouvernement n'a pas songé à établir un asile pour soigner et éduquer ces malheureux.

Les épileptiques de l'un et l'autre sexe, enfants et adultes, sont reçus suivant la gravité leur état, soit dans les hôpitaux ordinaires, soit dans les rares asiles d'aliénés du pays.

III. Chili.

Ce pays ne possède aucun établissement spécial pour les enfants idiots. Parfois, dans les hospices, outre les vieillards et les adultes, on reçoit des idiots. « Pour répondre à votre lettre, nous dit notre honorable corres-

---

(1) Tout ce chapitre est inédit (*Note de la 2e édition*).

pondant, le Dr Daniel Carvallo, j'ai fait une nouvelle visite à l'hospice de Ninâ del Mor et pris tous les renseignements à ce sujet dans l'établissement. Durant les cinq dernières années, on n'a reçu que 3 enfants idiots, âgés de moins de 8 ans. Deux sont morts ; le dernier, entré récemment à 7 ans et n'est soigné par aucun médecin. On le laisse vivre comme un petit animal. On lui nettoie le corps une fois par jour et il a à peine le linge nécessaire pour se couvrir. Un des garçons de service lui donne la nourriture.

« En général, je crois pouvoir dire que le nombre des idiots, au Chili, est relativement très restreint (1). »

Aujourd'hui, les jeunes médecins et les étudiants chiliens ont une tendance à se décharger des vieilles idées « religieuses catholiques » et à s'inspirer des progrès scientifiques européens et très spécialement de l'Ecole française. Ils abandonnent peu à peu « les idées conservatrices de leurs vieux et chers professeurs nationaux pour suivre les sentiers lumineux que tracent les professeurs français et particulièrement ceux de l'Ecole de Paris. »

IV. République Argentine.

Cet État, d'après M. le Dr José A. Esteves qui a bien voulu répondre à nos questions, ne possède pas d'asiles spéciaux pour les idiots et les épileptiques. On les reçoit à l'hospice de Los Mercedes destiné aux aliénés et à l'hospice des femmes démentes.

A l'hospice de Los Mercedes, les *idiots* occupent un quartier complètement séparé. On y compte, 18 enfants et 10 adultes. — Les épileptiques ont aussi un quartier distinct. Ils sont au nombre de 42 (40 indigents et 2 pensionnaires). On doit prochainement construire un pavillon spécialement

(1) Murillo (A.). — *Hygiène et assistance publique au Chili*. Trad. par Em. Petit. 1889. A la maison des fous (casa de Orates), sur 535 malades, il y avait en 1888, 15 idiots et 17 déments épileptiques.

destiné aux idiots. Il se composera d'un rez-de-chaussée (réfectoires, ateliers, bains, gymnase) et d'un premier étage (dortoirs, chambres des surveillants, etc.)

A l'hospice des femmes démentes, les idiotes et les épileptiques sont reçues dans le même quartier que les démentes et les hystériques, mais dans des salles séparées. Il y a 7 enfants idiotes, 23 idiotes adultes ; une enfant et 15 femmes épileptiques.

Le quartier pour les idiots et épileptiques du sexe masculin a été fondé en 1863. On ne connait pas exactement la date de la fondation de celui des femmes, mais elle doit avoir eu lieu à peu près à la même époque.

« La majeure partie des idiots qui existent dans l'un et l'autre hospice, ajoute le Dr Esteves, appartiennent à la catégorie des non perfectibles et le petit nombre de ceux qui sont dans de meilleures conditions ne bénéficient pas des moyens dont on dispose actuellement, grâce à la part qui vous revient dans les progrès réalisés au profit de ces malheureux. Je regrette à avoir à faire cette déclaration, mais elle ne m'est plus aussi pénible depuis que nous sommes assurés d'avoir à bref délai des constructions convenables et d'être pourvus de tous les éléments nécessaires pour le traitement des idiots et des épileptiques. »

CHAPITRE VIII

Des motifs qui justifient l'assistance, le traitement et l'éducation des enfants idiots et dégénérés. — Des formes de cette assistance. — Conclusions.

I.

Des motifs qui justifient l'assistance des enfants idiots et dégénérés.

Lorsqu'on se reporte aux discussions de la loi du 30 juin 1838 sur les aliénés et aux nombreuses circulaires ministérielles qui l'ont suivie, on constate à l'honneur des législateurs et des ministres de l'intérieur de cette époque que, pour eux, la loi sur l'assistance des aliénés, si elle avait pour but de garantir la sécurité publique, était surtout et en premier lieu une LOI DE BIENFAISANCE. Aussi est-on étonné de voir aujourd'hui des Préfets de la République qui devraient avoir une idée plus haute et plus généreuse des devoirs de la société envers les malheureux que les fonctionnaires de la monarchie ne vouloir considérer cette loi que comme une *loi de police*.

Esquirol, Ferrus, Parchappe n'ont jamais cessé de réclamer pour les enfants arriérés, idiots et épileptiques, la même assistance que pour les aliénés adultes. Ferrus, qui a tant fait pour l'assistance des aliénés, plaidait déjà, en 1834, la cause des enfants et demandait que l'on « créât pour eux des établissements spéciaux dans lesquels fussent réunies toutes les ressources curatives (1) ».

« L'aliénation mentale, écrit Parchappe, comprend non seulement toutes les formes et tous les degrés de la folie proprement dite, simple et compliquée, mais encore l'*idiotie* qui dépend d'un vice congénital, et l'imbécillité qui a été produite par une maladie postérieure à la naissance (2). Les asiles d'aliénés doivent être fondés pour recevoir tous les aliénés c'est-à-dire les fous, les idiots et les imbéciles » (3).

D'après l'examen qui a été fait de la destination à donner aux asiles d'aliénés en vue des espèces, des formes et des degrés de l'aliénation mentale, on ne peut douter que l'admission des jeunes aliénés, curables et incurables, dans des établissements publics de traitement et de refuge, ne soit réclamée comme un besoin par la société et ne soit, par conséquent, imposée comme un devoir à la charité publique (4).

Parchappe insiste maintes fois dans son livre, sur l'isolement des jeunes aliénés ; il rappelle qu'un « quartier d'enfants a été prévu dans le plan de l'asile d'Alençon, conformément aux conseils qu'il avait donnés à l'architecte en 1840 » ; que « le projet d'asile du Dr Wallis pour le Brandenburgh comprend un quartier d'enfants » ; qu'il a introduit la création d'un quartier de jeunes aliénés dans les programmes qu'il a rédigés pour l'asile des hommes de la Seine-Inférieure, et pour les asiles communs aux deux sexes des Deux-Sèvres, de la Vienne et de la Charente » (5).

En 1839, dans un rapport fait au nom de la *Commission médicale des Hôpitaux de Paris*, Ferrus a de nouveau

(1) Ferrus (G.). — *Des aliénés*. Paris, 1834, p. 190.
(2) La distinction de Parchappe, à cet égard, n'est pas exacte.
(3) Parchappe. — *Des principes à suivre dans la fondation et la construction des asiles d'aliénés*. Paris, 1853, p. 6.
(4) *Loc. cit.*, p. 30.
(5) Ce programme n'a pas été réalisé. (*Loc. cit.*, p. 31).

insisté sur « l'utilité de la création d'une section d'enfants dans le quartier de l'hospice de Bicêtre » (1).

Nous avons dit que des préfets mettaient des entraves à l'assistance des idiots, enfants et adultes. Il parait en avoir toujours été ainsi. Parchappe, en 1853, se plaignait qu'un trop grand nombre d'administrations départementales restreignissent « le titre au secours en invoquant la nature même de la maladie et en contestant à l'idiot les droits de l'aliéné. C'est ainsi que les enfants, ajoute-t-il, ont été généralement repoussés des asiles. » (*Loc. cit.*, p. 58). Plus loin, voici ce que Parchappe dit encore :

« On ne peut mettre en doute que l'idiotie ne doive être comprise parmi les maladies que la science a réunies sous le nom d'aliénation mentale, et que l'état de l'intelligence chez l'idiot ne lui donnne à la bienfaisance publique les droits que la loi a voulu assurer à tous les indigents privés de la raison. Mais, l'idiotie, si profondément différente de la folie proprement dite, quant à l'essence même de l'état morbide, n'en diffère pas moins quant aux conditions qui lui donnent naissance » (*Loc. cit.*, p. 63).

Nous empruntons encore une citation au livre magistral de Parchappe :

« En principe, la nécessité absolue de séparer complètement les enfants des adultes ne saurait être contestée. Elle a été consacrée par la législation française. Malgré la tendance des administrations locales à exclure des asiles d'aliénés en général tous les idiots, en particulier les jeunes aliénés dont la présence dans ces établissements, à défaut de quartiers spéciaux, offre des inconvenients de toute espèce, en fait les asiles publics de la France contiennent presque toujours quelques enfants. Ils en contiendraient un plus grand nombre si la destination charitable et légale de ces établissements était plus complètement réalisée. Je regarde comme une nécessité indispensable la création d'un quartier d'enfants dans les asiles d'aliénés.

« L'idiotie, simple ou épileptique, appartient à la première

(1) La partie de ce rapport, consacrée aux enfants de Bicêtre et de la Salpêtrière, aurait mérité d'être rapportée *in extenso*.

enfance et c'est habituellement avant l'âge de 18 ans que les idiots sont et doivent être introduits dans les asiles d'aliénés. En raison de la connexion de l'idiotie avec le rachitisme, il est facile de prévoir que la fréquence de l'idiotie et, conséquemment, la proportion relative des aliénés enfants aux aliénés adultes, doivent notablement varier d'un pays à un autre. Les faits justifient cette prévision, et ils la justifieront de plus en plus à mesure que l'assistance publique sera plus généralement et plus largement appliquée aux idiots. » (*Loc. cit.*, p. 89).

Nous avons eu l'occasion de lire des rapports inédits de Ferrus sur l'hospitalisation, l'éducation et le traitement des enfants idiots. Tous ces rapports, comme ceux de Parchappe, aboutissent à la même conclusion : nécessité de l'hospitalisation de ces malades, enfants et adultes.

Il est un principe qui doit toujours guider en matière d'assistance : c'est qu'on doit assister les malheureux le près possible de leur domicile et, toutes les fois que cela se peut, à domicile. A notre avis, conforme à celui de tous les hommes qui se sont occupés sérieusement de cette question et ont voulu substituer à l'aumône et à la charité une assistance vraiment républicaine, il ne faut recourir à l'hôpital ou à l'hospice, que si l'assistance à domicile ne peut être faite utilement. L'hospitalisation est indispensable quand le malheureux, par la nature de sa maladie, ou de ses infirmités exige, pour être convenablement soigné, la présence constante de l'un des membres de la famille, lequel se trouve immobilisé et ne peut plus contribuer aux charges de la communauté (1). Tel est le cas des enfants désignés sous le terme générique d'incurables, comprenant surtout les *idiots*, les *imbéciles*, les

(1) Cette opinion que nous avons formulée bien des fois, entre autres au mois d'août 1887 dans un discours à l'occasion de la visite à Bicêtre de M. Fallières, ministre de l'intérieur, est confirmée par M. Fernald en ces termes : « Tandis qu'à la maison le soin d'un enfant idiot emploie le temps et l'énergie d'une personne, la proportion des personnes employées dans les asiles n'est que d'une pour cinq enfants idiots. Les soins, *à la maison*, d'un idiot, surtout invalide, consument les salaires et la capacité des gens de la maison, de sorte qu'une famille entière tombe dans la misère. L'humanité et une bonne politique demandent que les familles soient relevées de la charge de ces malheureux ».

arriérés, les *paralytiques*, les *épileptiques*, les *hystériques*, les *enfants atteints de perversion des instincts* ou de *folie morale*. (*Moral imbecillity*).

La présence de ces pauvres êtres dans la famille où, d'ailleurs, ils ne peuvent recevoir aucune instruction, ni suivre aucun traitement efficace, est une source de graves inconvénients, engendre une situation morale des plus pénibles, et occasionne une lourde charge.

Il est commun d'observer de ces enfants qui, dès les premiers jours de leur naissance, poussent presque sans arrêt et surtout la nuit des cris aigus, empêchant père, mère, frères et sœurs de reposer. Et cependant, le lendemain, il faut que le père retourne à son travail, que la mère vaque aux soins du ménage !

Ce n'est pas tout. Les voisins se plaignent ; de là des querelles qui aboutissent généralement à un congé, aux embarras et aux dépenses d'un déménagement. Il y a des parents qui, pour des cas semblables, ont été dans l'obligation de déménager, une fois, deux fois chaque année, jusqu'à l'admission de leurs enfants à Bicêtre ou à la Salpêtrière.

Sans vouloir exagérer l'importance des *impressions maternelles* durant la grossesse, il est certain que la vue constante de ces enfants difformes, sous le rapport physique et intellectuel, peut, parfois, avoir une action sur le produit d'une nouvelle conception. Dans tous les cas, il est une autre influence qui, elle, est incontestable : c'est l'influence exercée par l'aspect de ces enfants sur leurs frères et sœurs. Voici, à l'appui, ce que nous disait tout récemment la mère d'un petit idiot : « Nous avons deux jumeaux âgés de 19 mois qui commencent à prendre ses

(1) Au mois d'octobre 1894, une dame Delano... vint nous trouver pour faire maintenir à l'asile de Villejuif son fils, idiot de 20 ans, né dans le Pas-de-Calais et qu'on voulait transférer : « Je le reprendrais bien, mais c'est un martyre d'avoir un grand enfant chez soi. Et si je l'ai placé c'est que son frère, âgé de 9 ans, copiait tout à fait ses mauvaises manières. » (*Note de la 2e édition.*)

manières, à se balancer, à se cogner la tête comme lui. Sans cela. ajoutait-elle, si je ne craignais pour les deux derniers, je le garderais à la maison. »

A côté de ces enfants idiots au dernier degré, il en est un grand nombre d'autres, imbéciles ou arriérés, qu'on ne peut garder dans les écoles de la ville, parce qu'ils sont incapables de suivre les exercices des autres enfants et que leurs tics, leur insuffisance mentale, rendent la risée de leurs camarades qui souvent même les brutalisent ; ou bien ils troublent la classe par leur instabilité, leur besoin de mouvement, leurs contorsions, leurs crises convulsives ; on les punit, on les met dans un coin, dans la cour : ils prennent l'école en dégoût, deviennent irritables, et les maitres sont obligés de les congédier définitivement. Beaucoup vagabondent ou se sauvent sans motif de la maison paternelle, servent d'instruments à de plus habiles, qui les poussent à des actes répréhensibles. On les arrête, parfois on les condamne. Ces fugues, ces arrestations, ces condamnations sont une cause permanente de démarches, de pertes de temps, d'inquiétudes et de douleurs pour les familles.

Puis, viennent des enfants, plus ou moins débiles au point de vue intellectuel, quelquefois même bien doués sous ce rapport, mais atteints de perversion des instincts : voleurs, menteurs, onanistes, pédérastes, incendiaires, destructeurs, homicides, empoisonneurs, etc. Nous avons eu un enfant âgé de 9 ans à l'entrée, dont les parents ont dû réclamer d'urgence l'admission parce qu'il avait l'idée fixe de « saigner sa petite sœur ». Les garçons se livrent, soit sur leurs sœurs, soit sur les petites filles du voisinage, à des pratiques déplorables. Les petites filles de cette catégorie, attirent les garçons, pervertissent leurs compagnes, servent à assouvir le désir de gens sans scrupules. Sont-elles pubères, elles deviennent enceintes, produisent des enfants que la société doit nécessairement assister, après avoir refusé de protéger et d'aider la mère, qu'on se décide très tardivement à interner, à un âge où toute chance d'amendement a, sinon tout à fait disparu, au moins grandement diminué. (Voir p. 149.)

Enfin, nous citerons les enfants affectés de maladies convulsives : l'*hystérie* et l'*épilepsie*. Lorsque les crises sont rares, les instituteurs conservent ces enfants, mais la plupart, et avec raison, les refusent ; ils sont alors plus ou moins abandonnés dans la rue. S'ils ont 12, 13, 14 ans ou au-dessus, les parents essaient de les mettre en apprentissage : dès qu'une crise est constatée, l'enfant est congédié. Et de nouveaux essais aboutissent a... mêmes échecs. Il importe aussi de se souvenir que si l... convulsions n'ont, en somme, de conséquences graves que pour les malades, elles sont souvent précédées ou suivies de troubles intellectuels, d'impulsions les poussant à des tentatives de suicide ou d'homicide qui les rendent très dangereux pour la sécurité publique.

Innombrables sont les faits que nous pourrions rapporter à l'appui de notre opinion : enfants arriérés qui se livrent à des actes de bestialité ; enfants idiots ou imbéciles homicides ; enfants incendiaires, surtout à l'époque de la puberté ; enfants qui déchirent leurs habits, brisent tous les objets à leur portée, font souffrir ou mutilent les animaux, se livrent à des violences envers les personnes, même leur père ou leur mère, frappant sans pitié jusqu'à ce qu'on les dompte par la force (1).

---

(1) « J'ai, dit Delasi[illegible], durant huit ans, exercé en province. Dans l'étroit cercle de quelques communes, je n'ai pas rencontré moins d'une dizaine des parias dont il s'agit. Tous vaguaient dans les rues ou les champs, sans que les parents en eussent cure. Des idiotes, à ma connaissance, devinrent enceintes... Une troisième, soupçonnée de l'être, succomba en six heures à des symptômes que, tacitement, j'attribuai à des substances abortives. Parmi les hommes, trois frayaient dans les églises, attirés par le chant et le bruit des cloches.... Un quatrième tua d'un coup de fourche un de ses voisins ; un cinquième alluma deux incendies. Des gamins qui se plaisent à agacer ces pauvres êtres sont souvent victimes de leurs imprudentes taquineries. »

— « A son arrivée à Maréville, Didiche a été recommandé d'une manière spéciale à l'administration ; il paraît qu'il avait été recueilli à côté d'un individu qu'il aurait assomé à coups de sabot. Cet homicide n'aurait pas été du reste

Il n'y a pas de semaines que les journaux ne nous rapportent des exemples de crimes ou de délits commis par des idiots, des imbéciles ou des arriérés.

En voici quelques exemples : Un nommé Mang..., dit la *Vallée de l'Eure*, 1891, commet un attentat à la pudeur avec violence sur une jeune fille idiote, qui, d'ailleurs, se livrait à la prostitution.

En août 1890, un imbécile du nom de Bell..., âgé de 16 ans, fut arrêté pour s'être livré à des actes révoltants sur deux petites filles de 7 et de 9 ans ; quelques semaines auparavant, il avait abusé de sa sœur, âgée de 5 ans, morte des suites de ses violences.

Les distinctions morales, écrit Calmeil, établies par les liens du sang et de la parenté, frappent si peu les imbéciles que l'on en voit s'attaquer également, pour assouvir leurs passions, à leur mère et à leur sœurs ». (*Recueil de mémoires sur l'idiotie*, etc., T. I. de notre *Bibliothèque d'éducation spéciale*, p. 135.)

En septembre de l'année 1890, une femme Barbessan, de Neufchâtel, désespérée de l'état d'*idiotie* de sa fille, s'arma d'un révolver, tua la pauvre idiote, puis, tournant son arme contre elle-même, elle se suicida. Le mari, ancien garde, à son retour à la maison, se trouvant en face des deux cadavres, se fit sauter la cervelle.

Nous avons dit que les idiots et les imbéciles servaient d'instrument aux malfaiteurs pour commettre des crimes ou des délits, nous en avons eu maintes fois la preuve dans

---

la conséquence de ses instincts féroces. Rien de si peureux, au contraire, et de si facile à terrifier que ce malheureux idiot. La vue d'un chien, d'un chat, d'une poule, du plus inoffensif des animaux domestiques, lui fait éprouver les sensations d'une frayeur telle que j'ai eu le soin de recourir au crayon d'un artiste aussi habile que M. Thorelle, pour donner au lecteur une idée de l'expression de sa figure. Je ne mets pas en doute que l'instinct suprême de la conservation ne se révèle chez cet idiot, poussé dans les dernières limites de la terreur, d'une manière assez puissante encore pour lui permettre de recueillir toutes ses forces, de se jeter sur l'être qui le terrifie et de le tuer. C'est ainsi que j'explique l'homicide qu'il a commis ; et ce fait est une nouvelle preuve du danger que peuvent faire courir parfois les êtres en apparence les plus inoffensifs. » (M. Morel. *Etudes cliniques. — Traité théorique et pratique des maladies mentales*. T. I, p. 57.)

notre service de Bicêtre. Tout dernièrement, trois jeunes gens de Châteauneuf-sur-Loire ont été condamnés à l'amende pour avoir frappé un idiot.

Herder raconte qu'un idiot ayant vu égorger un porc en fit autant à un homme. En août 1891, les journaux politiques ont rapporté un fait analogue : Un idiot, nommé Prostot, domicilié chez ses parents, bouchers-charcutiers, a coupé la gorge à la bonne de la maison qui n'a pas survécu à cette horrible blessure. En rappelant cet homicide (1) nous faisions la remarque que « les administrations communales et départementales sont, par leur parcimonie et leur ignorance, responsables moralement des malheurs que commettent journellement les idiots et les épileptiques. Elles se décident seulement alors qu'il s'est produit des malheurs qu'elles auraient pu éviter ». C'est à elles aussi qu'incombe, pour les mêmes raisons, la responsabilité morale des séquestrations, assurément très blâmables, des enfants idiots et épileptiques qui amènent devant les tribunaux des parents plus ou moins dégénérés eux-mêmes.

L'anthropologie criminelle a démontré qu'une grande proportion des criminels, des ivrognes invétérés et des prostituées est, en réalité, des imbéciles de naissance qu'on n'a jamais cherché à améliorer ou à discipliner. La société subit les conséquences de sa coupable inertie par une augmentation de misère et de vices et aussi par une augmentation de dépenses. Au lieu d'avoir fait des sacrifices pour les soigner, les traiter et les éduquer, — ce qui aurait été fructueux — elle est obligée de les interner, devenus adultes, dans les asiles ou les hospices comme incurables, ou de les séquestrer dans les prisons, ce qui est une dépense improductive. Ces réflexions s'appliquent surtout aux malheureux atteints d'imbécillité morale. L'assistance de ces malades est appréciée ainsi qu'il suit par le Dr Kerlin : « Il n'y a pas de champ d'économie poli-

(1) *Archives de Neurologie*, 1891, tome XII, p. 293.

tique, dit-il, qui ne puisse être cultivé avec plus d'avantages pour la diminution du crime, du paupérisme et de la folie, que celui des enfants idiots. arriérés ou atteints d'imbécillité morale ».

« La plupart des pervers, des jeunes criminels, des vagabonds qui sont internés dans les établissements pénitentiaires, dit le Dr Kurella, sont des faibles d'esprit. Ce que la Société et l'État économisent sur la première éducation de ces enfants abandonnés à eux-mêmes, est plus tard dépensé dix fois en frais de police, de justice, de prison, etc. ».

Beaucoup des petites filles idiotes ou imbéciles que nous avons à la fondation Vallée ont été déflorées, et il n'est pas rare, quand elles ne sont pas assistées, de voir ces fillettes se livrer au premier venu, et l'on conduit souvent dans les établissements hospitaliers des filles âgées de 18 à 20 ans, qui, devenues pubères, courent après les hommes, sont indociles, méconnaissent la voix de leurs parents. Esquirol, Georget et bien d'autres auteurs ont rapporté beaucoup d'exemples de filles imbéciles qui se sont laissé faire des enfants.

« Une fille arriérée au plus haut degré, dit le Dr Fernald, fut acceptée à l'asile-école d'arriérés de Massachusetts alors qu'elle était âgée de 16 ans ; au dernier moment, sa mère refusa de l'envoyer à l'asile, disant qu'elle ne pourrait supporter la critique du public qui saurait qu'elle avait une enfant arriérée. Dix ans plus tard, cette fille était confiée à l'institution par la justice, après avoir donné naissance à six enfants illégitimes, dont quatre, encore vivants, étaient arriérés. La ville où elle habitait l'avait entretenue à maintes reprises dans la maison de refuge et, à chaque accouchement, avait été forcée d'assumer la charge d'élever sa progéniture. Ce n'est qu'après tous ces accidents que la ville s'est décidée à placer cette fille d'une façon permanente dans un asile. Sa mère était morte plusieurs années auparavant le cœur brisé ».

Cet ensemble de faits, qu'il serait très facile de grossir, fournit des arguments incontestables en faveur de l'assistance et du traitement des enfants idiots et dégénérés. Il est encore une raison d'ordre social qu'on peut invoquer dans le même sens, c'est l'application de la loi sur l'instruction obligatoire. Dès lors qu'il est prouvé que les enfants idiots, imbéciles et arriérés sont susceptibles d'une amélioration sérieuse, il est du devoir absolu de l'État de faire prendre, par les communes et les départements, les mesures nécessaires pour que la loi soit exécutée. Le traitement et l'éducation des enfants idiots est aussi indispensable que celui de deux autres catégories d'enfants anormaux : les sourds-muets et les aveugles. Le nombre des enfants idiots de tout degré est beaucoup plus considérable que le nombre des malheureux enfants des deux autres catégories (1). Nous ne possédons pas de statistique complète en ce qui concerne notre pays. Dans le dernier rapport des inspecteurs généraux, la population des idiots est évaluée à 36.000 pour la France. Ce chiffre est au-dessous de la vérité et il est fort probable que leur nombre dépasse 60.000. A l'époque de leurs rapports, le département de la Seine hospitalisait, à Bicêtre et à la Salpêtrière, environ 350 enfants, personne ne pouvait s'imaginer que le jour ou l'on s'occuperait sérieusement des enfants, leur nombre serait aussi considérable. Nous avons vu qu'aujourd'hui ce département en hospitalisait UN MILLIER et il est impossible de faire face aux demandes qui se produisent quotidiennement. Le jour où il sera possible d'avoir une statistique exacte, on verra que notre évaluation n'est pas exagérée (2).

---

(1) La population des enfants aveugles, en France, est de 1.035, dont seulement 236 sont hospitalisés (156 G. 80 F.), à l'institution nationale des jeunes aveugles ; 323 garçons et 374 filles sont hospitalisés dans 22 écoles départementales ou libres. 120 jeunes aveugles ne reçoivent aucune instruction. La population des enfants sourds-muets est de 4.000 en France. 521 enfants (269 G. et 252 F.) sont hospitalisés dans les écoles de Paris, Bordeaux, Chambéry. 2.795 enfants (1.350 G. et 1.445 F.) sont hospitalisés dans 90 écoles départementales, communales ou libres. 194 enfants (108 G. et 86 F.) sont élevés par la méthode Grosselin dans les écoles primaires d'entendants-parlants. 489 enfants des deux sexes ne reçoivent plus d'instruction. (*Rap. de M. le Directeur de l'Assistance publique et de l'Hygiène à M. le Ministre de l'Intérieur*).

(2) La population du département de la Seine est 2.961.089 habitants, d'après le dernier recensement.

II.

Des modes d'assistance des enfants idiots et dégénérés. Ce qu'il faut faire pour eux devenus adultes.

Pressé par le temps, nous sommes obligé de nous borner pour ainsi dire à une sorte d'énumération des conditions de l'hospitalisation, du traitement et de l'éducation des enfants idiots, arriérés et nerveux. Le moyen capital c'est création d'ASILES-ÉCOLES *dans tous les départements*. En raison des difficultés financières et aussi de ce que la conviction de l'utilité de ces asiles-écoles n'est pas entrée dans tous les esprits, nous avons proposé, comme moyen terme durant la période de transition, la création d'*asiles inter-départementaux*, et nous avons exposé, dans ses grandes lignes, le projet en cours d'étude de M. le Dr Ph. Rey. (Voir p. 45.)

Ces établissements doivent être confiés à des *médecins-directeurs*, et en raison de leur rôle complexe, si l'on veut obtenir de réels résultats, il conviendrait de ne pas faire d'établissements dépassant 4 à 500 enfants (1).

Les fonds du *pari mutuel* seraient utilement affectés à la création de ces institutions.

Ces asiles-écoles doivent être distincts des asiles d'aliénés ; toutefois, ils pourraient leur être contigus de manière à pouvoir, s'il y a lieu, utiliser leurs services généraux.

Les asiles-écoles renfermeraient des enfants des *deux*

---

(1) Nombreuses sont les raisons qu'on pourrait donner à l'appui. D'abord l'expérience : aux États-Unis, en Angleterre, par exemple, les asiles publics et les institutions privées sont dirigés par des médecins. Puis, vient la nécessité de se rendre compte des causes de la maladie, des lésions qui l'ont produite. Ont-elles fini leur évolution, continuent-elles à agir ? De là l'étude complète des antécédents héréditaires et des antécédents personnels qui ne peut être faite que par des médecins. Les accidents de chaque jour exigent l'intervention du médecin. Deux exemples suffiront. Beaucoup d'idiots et d'imbéciles sont onanistes. Qui les soignera, qui distinguera les causes : vulvite, leucorrhée, eczéma, prurigo, vers, etc. S'il s'agit d'enfants épileptiques ou atteints d'imbécillité morale qui fera le départ entre les actes morbides et les actes dus au caprice ou à la méchanceté ; qui diagnostiquera la maladie de la simulation ? (*Note de la 2e édition.*)

sexes ; il est aussi urgent d'hospitaliser et de traiter les filles que les garçons. Dans la Seine, le nombre des filles hospitalisées est de près de 400 : si celui des garçons l'emporte cela tient à ce qu'ils disposent d'un plus grand nombre de places (1) ; que les familles paraissent avoir moins de tendance à placer leurs filles que les garçons : qu'un certain nombre sont dissimulées dans des maisons religieuses, contrairement à la loi.

Nous croyons que ces asiles pourraient recevoir les *épileptiques* à côté des *idiots*. Bien des fois on nous a demandé s'il n'y avait pas des inconvénients à réunir les dégénérés de tout genre au point de vue mental. A cette question, une expérience déjà ancienne et une observation attentive, nous permettent de répondre par la négative. Il importe toutefois d'établir une catégorisation et de multiplier les catégories, d'après le nombre des enfants. M. Fernald formule la même opinion : « En fait, dit-il, nous trouvons qu'il faut les réunir, pour obtenir les meilleurs résultats ».

La *limite d'âge minima* pour l'entrée serait avantageusement fixée à 2 ans.

La *limite d'âge maxima* a été fixée par les inspecteurs généraux à 16 ans. L'Assistance publique de Paris l'a fixée à 18 ans, ce qui nous parait préférable ; toutefois, il est des cas assez rares où il y aurait convenance à faire passer dans des services d'adultes des enfants au-dessous de 18 ans lorsqu'ils offrent un grand développement physique, que la puberté est complète et que par leurs fréquentations antérieures, leur connaissance déjà trop complète de la vie, leurs impulsions violentes, ils constituent un véritable danger pour les autres enfants. Le plus souvent, il convient au contraire, de conserver dans les services d'enfants les malades dont l'évolution physiologique est arrêtée, et

(1) Dans les asiles de la Seine, composés de deux divisions égales pour les deux sexes, on manque de lits pour les femmes et on n'en trouve que difficilement dans les asiles de province. Il en est peut-être ainsi pour les *idiotes*.

d'attendre, pour les faire passer aux adultes, qu'ils soient réellement des hommes.

Les grands garçons, ou ceux plus jeunes qui l'exigeraient en raison de leurs mauvais instincts, seraient confiés à des maitres et à des infirmiers. Les plus jeunes seraient confiés à des maitresses et à des infirmières.

Il y aurait plutôt avantage qu'inconvénient à organiser, à l'occasion, des classes et des salles de réunion *communes* aux *petites filles* et aux *petits garçons*.....

Dans l'intérêt des enfants, *qui sont des malades*, il conviendrait de faire faire un stage aux instituteurs, aux institutrices, aux maitres et aux maitresses de l'enseignement professionnel, dans un hôpital où existe une École d'infirmières et d'exiger d'eux l'obtention du diplôme d'infirmier ou d'infirmière.

Pour aider les administrations départementales à organiser ces ASILES-ÉCOLES il serait bon de choisir d'avance les maitres et les maitresses, de leur accorder une *bourse* sur le pari mutuel, et de les astreindre à suivre les leçons pendant un temps déterminé dans un des asiles où l'on emploie les méthodes et les procédés d'éducation spéciale (1).

A côté de l'assistance et du traitement dans les asiles-écoles, il y a, pour la catégorie d'enfants les moins malades, ceux qui n'offrent qu'une diminution des facultés intellectuelles sans perversion des instincts, sans accidents convulsifs, un moyen d'assistance et de traitement qui mérite une mention particulière. Malheureusement il n'est applicable que dans les grandes villes comme Paris, Lyon, Bordeaux, Lille, Toulouse, etc. Il consiste

(1) Souvent des familles riches nous demandent de détacher un de nos maitres ou une de nos maitresses pour faire, à domicile, l'éducation d'un enfant malade. Le nombre de nos instituteurs et de nos institutrices étant insuffisant, nous ne pouvons accéder à leurs désirs. Si l'administration de l'Assistance publique de Paris avait des maitres et des maitresses supplémentaires, elle pourrait rendre ce service aux familles, et s'attirerait certainement des dons, qui compenseraient amplement les dépenses des maitres ou maitresses supplémentaires.

dans l'organisation pour cette catégorie d'enfants, dans une ou plusieurs écoles municipales ordinaires, de *classes spéciales*, où seraient employées pour eux les méthodes et les procédés d'éducation des asiles-écoles.

Bien des fois nous avons appelé l'attention sur ce mode d'assistance et d'éducation, en nous appuyant sur l'existence, dans certaines villes des Pays Scandinaves et d'Allemagne (1), de ces *classes spéciales*. En 1889, le gouvernement bâlois a créé, à titre d'essai, dans la ville de Bâle, des classes à l'usage des élèves de faible intelligence. *On n'y admet ni les enfants qui, à raison d'infirmités corporelles ou mentales, sont hors d'état de fréquenter une école, ni les enfants corrompus.* Le nombre des élèves d'une classe spéciale ne doit pas dépasser 25 ; la direction en est confiée à une institutrice (2).

Au mois de janvier 1892, le *School Board for London* nous a adressé une de ses maitresses d'école les plus distinguées, Mistress Burgwin, chargée de se rendre compte de ce que nous faisions dans notre service de Bicêtre. Sa mission consistait aussi à étudier l'organisation de ces classes spéciales dont nous venons de parler. A la suite de la mission de mistress Burgwin, le *School Board* de Londres a décidé l'organisation de classes spéciales en juillet 1892. Il y a aujourd'hui à Londres 9 classes spéciales avec 12 instituteurs ou institutrices titulaires et 7 adjoints qui ont acquis les qualités requises pour la direction des 7 nouvelles classes spéciales qui vont être créées (3). En présence des résultats obtenus, d'autres villes se préparent maintenant à suivre l'exemple donné par le *School Board* de Londres. Les classes ont été visitées par les inspecteurs royaux. « Après cette inspection, dit mistress Burgwin, quelques écoliers sont retournés dans leurs anciennes

(1) *Archives de neurologie*, 1890, tome XX, p. 451.
(2) *Archives de neurologie*, 1893, tome XXVI. p. 173.
(3) On voit qu'à Londres on n'hésite pas à préparer d'avance le personnel enseignant nécessaire.

écoles, où, je l'espère, ils seront capables, jusqu'à un certain point, de suivre leurs camarades. S'il en était autrement, l'élève qui se serait montré trop inférieur serait réadmis à l'école spéciale. »

En 1891, nous avons soulevé la question de l'organisation de ces *classes spéciales* à la *Délégation cantonale du Ve arrondissement*. Nous avions demandé à M. Foubert, inspecteur primaire des Ve et VIe arrondissements, de bien vouloir faire une enquête dans les écoles de sa circonscription. L'année suivante nous avions prévenu notre ami M. Léon Bourgeois, alors ministre de l'instruction publique, et dont l'esprit élevé est accessible à toutes les réformes, que nous lui adresserions une lettre ouverte sur l'organisation des classes spéciales pour les enfants atteints d'arriération intellectuelle simple. Les événements nous ont empêché de donner suite à cette idée. Mais nous avons repris la question devant la Délégation cantonale du Ve arrondissement, et, sur notre demande, M. Foubert a invité les instituteurs et les institutrices des Ve et VIe arrondissements, à lui adresser une liste de leurs enfants arriérés et indisciplinés. Voici le résultat de cette enquête :

ÉCOLES DE GARÇONS	Arriérés	Indiscipl.	ÉCOLES DE FILLES	Arriérées	Indiscipl.
Arbalète	2	1	Arbalète	1	»
Cujas	20	3	Bernardins	»	»
Feuillantines	20	14	Blainville	»	»
Fleurus	1	1	Boulangers	1	»
Fossés St-Jacques	7	»	Boutebrie	»	»
Madame	1	»	Buffon	»	5
Poissy	1	»	Jardinet	»	»
Pont-de-Lodi	1	1	Madame	»	»
Pontoise	4	2	Monge	»	2
Rollin	»	»	Pontoise	»	»
Saint-Benoit	»	»	Rennes	»	»
Saint-Jacques	»	7	Saint-Benoit	»	»
Saint-Marcel	20	10	Saint-Jacques	4	3
Tournefort	»	»	Vaugirard	»	»
Vaugirard n° 9	»	»	Victor-Cousin	»	»
Vaugirard n° 85	»	»			
	77	39		6	10

En ce qui concerne les écoles maternelles, sur 12 écoles, une seule, celle de la rue du Sommerard, signale quatre arriérés. Il est évident que cette enquête, faite à la hâte, par des personnes qui n'ont pas de connaissances médicales et sansinstructions très précises, aurait besoin d'être reprise. Certains maitres et certaines maitresses, par exemple, ont craint d'être accusés de négligence s'ils mentionnaient l'existence dans leurs classes d'enfants indisciplinés ou arriérés. Telle qu'elle est, cette enquête sommaire montre qu'il y a 83 enfants arriérés et 49 indisciplinés des deux sexes dans les écoles des Ve et VIe arrondissements sur une population scolaire de 3.575 garçons et de 3.207 filles. Elle met en relief l'utilité de la création des CLASSES SPÉCIALES dont nous venons de parler.

Il nous faut maintenant dire un mot de ce qu'il convient de faire pour les enfants idiots, arriérés, dégénérés et épileptiques lorsqu'ils sont devenus *adultes*, ou qu'ils ont été améliorés ou guéris.

1° Lorsque les enfants devenus adultes sont épileptiques et continuent à avoir des accès, ils passent dans la section des épileptiques adultes. S'il s'agit d'idiots et d'imbéciles insuffisamment améliorés, ils passent dans les sections ou quartiers d'adultes aliénés. Dans les départements où la population est nombreuse, comme la Seine, le Rhône, le Nord, les Bouches-du-Rhône, etc., il conviendrait d'étudier la création d'un asile spécial pour les idiots et les épileptiques adultes avec ateliers et écoles, où ils puissent continuer à se perfectionner au point de vue intellectuel et professionnel et diminuer dans la mesure du possible — et elle peut, si on le veut, être large — les charges que la Société s'impose pour eux.

2° Un certain nombre de malades suffisamment améliorés et capables de se conduire convenablement, mais atteints d'infirmités incurables, telles que hémiplégies, tremblements, sclérose, chorée chronique, athétose double, etc., doivent être placés dans les hospices comme incurables.

Pour cette catégorie de malades, il serait bon d'établir une réglementation spéciale, [de les envoyer exercer la profession qu'ils ont apprise dans les ateliers de l'hospice, de ne leur accorder qu'une liberte relative au lieu de la liberté complète dont jouissent d'ordinaire, au moins dans la Seine, les administrés des hospices (1).]

3° D'autres sont notablement améliorés et pourraient être considérés comme guéris ; mais leur volonté est nulle, ils ne pourraient vivre en liberté qu'à la condition d'être constamment surveillés par leur famille. Malheureusement, leurs père et mère sont souvent eux-mêmes des dégénérés quoique à un moindre degré. Ils ne peuvent remplir strictement leurs devoirs envers leurs propres enfants. Les malades de cette catégorie pourraient être utilisés dans les établissements hospitaliers comme des demi-infirmiers, des hommes de peine d'une catégorie particulière. Pour eux aussi, il faudrait une réglementation spéciale les considérant comme des demi-internés, ne pouvant avoir de permission de sortie que conditionnellement.

4° Enfin, pour les malades qu'on peut considérer comme guéris, dont le médecin signe la sortie définitive, il importe au plus haut degré d'avoir une *Société de patronage.*

III.

CONCLUSIONS.

Le projet de loi adopté par le Sénat, dans ses séances du 14 décembre 1886 et du 11 mars 1887 portait à son article premier :

---

(1) Voir le *Procès-verbal de la Commission de surveillance des asiles de la Seine*, séance du 22 juin 1892, etc.

« Les aliénés réputés incurables, les épileptiques, les idiots et les crétins peuvent être admis dans ces établissements (asiles d'aliénés), tant qu'il n'a pas été pourvu à leur placement dans des maisons de refuge, des colonies ou des établissements appropriés spécialement à l'isolement et au traitement des épileptiques et à l'isolement ou à l'éducation des idiots et des crétins ».

Devant la commission de la Chambre des députés, chargée d'examiner le projet de loi voté par le Sénat, nous avons fait prévaloir le texte suivant (1) :

« Les asiles publics doivent comprendre deux quartiers annexes destinés au traitement, l'un des épileptiques, l'autre des idiots et des crétins.

« Les épileptiques, les idiots et les crétins continuent à être admis dans les asiles d'aliénés en attendant l'ouverture de quartiers spéciaux.

« Dans un délai de dix ans, les départements devront ouvrir des établissements spéciaux ou des sections spéciales destinées au traitement et à l'éducation des enfants idiots, imbéciles, arriérés, crétins, épileptiques ou paralytiques. Plusieurs départements pourront se réunir pour créer ces établissements ou sections (2) ».

Notre texte a été reproduit dans le projet de loi de M. J. Reinach et adopté par la nouvelle Commission parlementaire, sur le rapport de M. le docteur Ernest Lafond (19 février 1894). Comme conclusion nous vous proposons d'émettre le vœu suivant :

Le CONGRÈS NATIONAL D'ASSISTANCE PUBLIQUE, réuni à Lyon, émet le vœu :

1° Que le Parlement vote, dans le plus [illegible] délai pos-

---

(1) Bourneville. — *Rapport fait au nom de la commission chargée d'examiner le projet de loi adopté par le Sénat tendant à la révision de la loi du 30 juin 1838 sur les aliénés, 1889.*

(2) C'est également ce texte qui a été adopté par le *Conseil supérieur de l'Assistance publique,* à la suite du Rapport dont nous avons été chargé en 1891.

sible, le projet de loi tendant à la révision de la loi du 30 juin 1838, sur les aliénés et adopte l'obligation de l'assistance des enfants idiots et dégénérés, inscrite dans l'art. 1er du projet de loi adopté par la Commission de la Chambre des députés ;

2° Qu'il soit donné suite, par les administrations préfectorales, aux vœux adoptés par les Conseils généraux d'un certain nombre de départements, tendant, dès maintenant, à la création d'asiles inter-départementaux, ou de quartiers spéciaux pour cette catégorie d'enfants anormaux ;

3° Adresse ses félicitations aux Conseils généraux, aux Administrations départementales et aux médecins directeurs d'asiles qui ont pris l'initiative, avant le vote définitif de la loi, de la création de quartiers ou d'asiles spéciaux pour les enfants.

Voilà, Messieurs, les conclusions générales que nous soumettons à votre approbation. En les adoptant, en les signalant à l'attention des Conseils élus, du Parlement et de l'Administration, vous plaiderez avec nous en faveur de CEUX QUI NE PEUVENT PLAIDER POUR EUX-MÊMES.

Le Rapporteur : BOURNEVILLE.

DEUXIÈME PARTIE

—

Discussion

De l'Assistance des dégénérés et des idiots.

Séance du 30 juin. — PRÉSIDENCE DE M. le Dr CARRIER.

Je donne la parole à M. le docteur BOURNEVILLE pour son rapport sur « l'Assistance des enfants idiots et dégénérés ».

M. le Dr BOURNEVILLE. — Messieurs, le Comité d'organisation de ce Congrès a pensé que parmi les questions d'assistance publique dont il importe de s'occuper plus particulièrement aujourd'hui, celle de l'*assistance*, du *traitement* et de l'*éducation des enfants idiots et dégénérés* devait figurer au premier rang. Se souvenant de ce que j'ai fait, ou plutôt de ce que j'ai essayé de faire, le comité m'a chargé de vous présenter un rapport sur cette question.

Ce rapport, qui doit servir de base à la discussion, je n'ai pu le terminer qu'à la fin de la semaine dernière. Les fêtes du samedi et du dimanche, le deuil et la douleur des Lyonnais à la suite de l'épouvantable tragédie de dimanche, ont mis partout le désarroi, et bien que, personnellement, j'aie fait tout ce qui était en mon pouvoir, ce n'est qu'hier au soir que mon rapport a été livré par l'imprimeur. Aussi, au lieu de me borner à une très rapide analyse, comme je l'aurais voulu, suis-je obligé de m'étendre assez longuement.

I.

Je n'ai pas à rappeler devant vous, qui êtes tous très

au courant des choses de l'assistance publique, dévoués aux réformes, animés à des degrés divers de l'immense esprit d'humanité qui inspirait les grands réformateurs de la fin du siècle dernier, les hommes de la Révolution, je n'ai pas, dis-je, à exposer devant vous tout ce qui a été fait pour l'assistance, la préservation et l'hygiène de l'enfance.

Je me bornerai à rappeler que parmi les « enfants anormaux, » les enfants « aveugles », les enfants « sourds-muets », ont été particulièrement l'objet de la sollicitude e l'assistance publique et privée — bien qu'il y ait encore mieux à faire — mais que la catégorie des enfants anormaux, désignée sous le nom d'enfants « idiots et égénérés » à tous les degrés, a été à peu près complète-ent délaissée.

Dans le premier chapitre de ce rapport, j'ai indiqué combien était insignifiante l'assistance de ces enfants jusqu'en 1874, époque de la publication du dernier Rapport es inspecteurs généraux des établissements de bienfaisance. Dans la plupart des départements, il n'y avait à eu près rien.

Autrefois, aux XVIIe et XVIIIe siècles, il n'y avait « uère » qu'à Bicêtre et à la Salpêtrière qu'on hospitalisât un certain nombre d'enfants idiots, ramassés, dès l'origine de ces maisons, comme mendiants. C'est ainsi que ces établissements ont eu, de tout temps, des enfants de la catégorie dont nous nous occupons.

Au point de vue de l'hospitalisation, on a fait très peu le chose jusqu'en 1874, et si l'on jette un coup d'œil sur e dernier rapport des inspecteurs généraux, on voit que e nombre des enfants alors hospitalisés était très minime. es inspecteurs généraux évaluaient alors le nombre des diots, en France, à 36,000, et ils donnaient les renseignements suivants sur ceux qui étaient hospitalisés :

« Au 1er janvier 1874, les asiles renfermaient 5,083 individus : 2,626 hommes et 2,457 femmes, affectés d'imbécillité proprement dite ou d'idiotie. A la fin de l'année,

« leur nombre s'était accru de 215 : 148 hommes et 67 « femmes. Le chiffre des existants, à cette époque, était, « par rapport à la totalité des malades, de 12.58 0/0. Le « nombre des crétins internés est fort peu élevé ; il a « même baissé de quelques unités pendant l'année qui « nous occupe ; de 89 : 39 hommes et 50 femmes, il est « tombé à 80 : 37 hommes et 43 femmes ».

Les inspecteurs généraux ajoutent :

« En 1864, il y avait, en tout, 42 crétins internés ; notre « rapport de cette époque disait avec raison qu'il serait « désirable, à défaut de maisons spéciales que les portes « des asiles s'ouvrissent plus largement, surtout pour les « semi-crétines. Une des causes, en effet, de la perpétua- « tion de cette triste dégénérescence, dans les pays « endémiques, est la faculté avec laquelle celles-ci « s'abandonnent au premier venu ; or, on sait que les « enfants ainsi procréés sont presque tous crétins comme « leurs mères. »

Malheureusement, ce rapport ne renfermait pas de détails précis sur la proportion des enfants par rapport aux imbéciles et aux idiots adultes. A cette occasion, je crois qu'il est bon d'exprimer le regret que, tous les ans, le service des inspecteurs généraux des établissements de bienfaisance ne publie pas un rapport complet sur la situation des établissements consacrés aux aliénés de tous genres, comme cela se fait dans un certain nombre de pays, par exemple en Angleterre où, tous les ans, les commissaires pour l'aliénation mentale publient un rapport détaillé sur les progrès réalisés dans l'année précédente et sur les réformes qu'il importe d'introduire dans les asiles. Il serait bon de s'occuper des réformes à introduire dans ce service. Le ministre de l'intérieur devrait faire publier par ses inspecteurs généraux, chaque année, un rapport sur l'organisation des asiles, hôpitaux et hospices visités par eux dans l'année. J'ai eu, hier encore, l'occasion devoir, dans un établissement du Rhône, une situation qui est une honte pour un pays civilisé, situation qui n'existerait pas, s'il y avait une inspection régulière et si l'on publiait les rapports de l'inspection (1).

Dans la seconde partie de ce chapitre, j'ai tracé à grands traits l'historique du traitement et de l'éducation des enfants idiots et arriérés.

Au point de vue de l'éducation et de l'enseignement, on peut dire que c'est à un français qu'en revient l'honneur, SÉGUIN. Toutefois, il avait eu des précurseurs : Pinel est le premier médecin qui ait consacré un chapitre important à l'idiotisme, comme il disait. En 1800, alors que Pinel vivait encore, un de ses élèves eut l'occasion de s'occuper du traitement et de l'éducation des enfants idiots. Il s'agissait d'un enfant de 14 ans, ramassé dans les bois de la Caure, dans l'Aveyron, que l'on considérait comme un sauvage. Des chasseurs s'emparèrent de lui. Le ministre de l'intérieur de l'époque le fit venir à Paris. Tout le monde s'occupa de cet enfant, que Pinel déclarait atteint d'idiotisme incurable, mais que d'autres considéraient comme un sauvage. Cette dernière opinion rentrait dans la thèse de Linné.

Itard, qui ne partageait pas l'idée de son maitre Pinel au point de vue du diagnostic, consentit à se charger de l'éducation de cet enfant. Dans deux rapports, à cinq ans d'intervalle, Itard a exposé tous les procédés employés par lui pour relever un être abandonné pendant si longtemps. Ses deux rapports constituent, en quelque sorte, le premier chapitre du traitement et de l'éducation des enfants idiots et dégénérés. Ces rapports, à peu près complètement oubliés des médecins, sont, je crois, tout à fait inconnus des hommes qui s'occupent d'enseignement, de pédagogie. Le nom d'Itard est un nom qu'on doit rappeler quand il s'agit de cette question du traitement et de l'éducation des enfants idiots. C'est un nom aussi qu'on doit rappeler quand

(1) Nous faisons allusion à notre visite à l'asile départemental de Bron. Voir dans le *Progrès médical* du 21 juillet 1874 notre article intitulé : *L'encamisolement des aliénés de l'asile de Bron* (p. 38).

il s'agit de l'éducation des sourds-muets, car il est un des premiers qui ont essayé de leur apprendre la parole. Itard a publié sur ce sujet des rapports qui, comme ceux qu'il a faits sur le prétendu sauvage, sont restés à peu près ignorés.

C'est en 1807 que parut le dernier rapport d'Itard. Ses essais d'éducation des idiots paraissaient oubliés, lorsqu'en 1824, Belhomme, interne à la Salpêtrière, reprit la question sans paraître avoir profité des travaux d'Itard. Il concluait, dans sa thèse, à la possibilité de l'éducation des enfants idiots.

Quatre ans plus tard, Ferrus installait à Bicêtre la première école pour ces enfants ; on les y occupait à la lecture et à l'écriture. En 1831, Falret fit une école analogue à la Salpêtrière. En 1834, F. Voisin créa un établissement auquel il donna le nom « d'établissement orthophrénique ». Animé d'un véritable amour pour les malheureux, il montrait grand espoir d'arriver à une amélioration sérieuse de ces enfants : cet essai ne dura que quelques années.

Nous arrivons alors à la grande date du traitement et de l'éducation des enfants idiots. C'est en 1837 que Séguin, sur le conseil de ses maitres, Itard et Esquirol, fit connaitre son traitement d'un enfant idiot. A partir de là, ses mémoires se succèdent rapidement. Il obtient le plus grand succès dans son enseignement de l'hospice des Incurables, où on l'avait chargé de l'éducation d'un certain nombre d'enfants. Puis, on lui confia l'école de Bicêtre, où il eut à traiter une centaine d'enfants. Malheureusement, il n'y resta que très peu de temps.

Au bout d'un an, comme on voyait qu'il avait attiré l'attention sur le traitement de ces déshérités, et sur leur éducation, la jalousie s'en mêla ; la calomnie survint bientôt, et Séguin fut obligé de se retirer devant des accusations abominables. C'est alors qu'il fonda son école privée de la rue Pigalle, sur laquelle Ferrus a donné les renseignements les plus favorables. Ses travaux avaient attiré l'attention des étrangers de tous les pays, et sa méthode prit une grande extension au dehors. Pour le prouver, je vous demande la permission de citer le passage suivant d'un travail très remarquable d'un médecin américain qui apprécie ainsi l'œuvre :

« L'école de Séguin, dit M. Fernald, fut visitée par « des savants et des philanthropes de presque toutes les « parties du monde civilisé et, sa méthode portant l'é- « preuve de l'expérience, d'autres écoles basées sur « cette méthode furent bientôt établies dans diverses « contrées. »

Nous avons tenu à reproduire les termes mêmes de cette appréciation si juste des travaux, nous dirons plus, du génie de notre compatriote, d'autant plus que dans d'autres pays, tout en appliquant sa méthode, on oublie de lui en attribuer le mérite... et qu'en France elle n'est connue, ainsi que son auteur, que de peu de personnes.

En 1842, Saegert (de Berlin), directeur d'une école de sourds-muets, et qui est devenu plus tard conseiller général de la Prusse, établit dans son école une classe spéciale pour les enfants idiots. A peu près à la même époque, en Suisse, le docteur Guggenbulh fonda une école pour les crétins.

En Angleterre, Miss White créa le premier asile à Bath, en 1846, pour les enfants idiots. Cet asile fut suivi de l'école de Park-House, Highgate, ouverte par Mme Plumbe et les docteurs Gascel, Andrew Reed et Connolly. Puis les asiles d'Essex-Hall, de Colchester, d'Earlovood furent construits.

Les États-Unis se préoccupèrent en même temps de la question, toujours inspirés par les travaux de Séguin. A la suite de la visite de médecins ou de philanthropes américains, entre autres Horace Mann et Georges Summer, soit à Bicêtre, soit à la petite école de la rue Pigalle, l'État de Massachusets s'occupa de la création d'un asile pour enfants idiots et arriérés. A partir de ce moment, ainsi que je le dirai tout à l'heure dans d'un autre chapitre, il y eut, aux États-Unis, un très grand mouvement en faveur de l'assistance des enfants idiots.

En terminant l'analyse de ce chapitre, pour préciser l'opinion dans laquelle on tient notre compatriote Séguin aux États-Unis, je vous demande la permission de vous citer quelques lignes de la brochure qu'un médecin américain a publiée il y a quelques semaines.

« Un demi siècle de patience et d'investigations a, dit-il, « développé et formulé une science spéciale au sujet des en- « fants idiots et arriérés. Cette science embrasse la méde- « cine, la physiologie, la psychologie, la philanthropie, une « connaissance des arts industriels qui sont mis à con- « tribution dans les asiles-écoles ; enfin une connaissance « des détails de l'administration d'une vaste institution « comme celles qui sont consacrées au traitement des « enfants défectifs. Le docteur Séguin, de Paris, France, « fut le « premier des premiers » dans cette œuvre « et dans son développement. Tandis que les noms « qui l'ont suivi doivent être écrits en lettres d'or, les « lettres du sien doivent être serties de diamants ».

C'est là l'opinion des médecins américains sur l'œuvre de Séguin qui, je le répète encore, est inconnu en France de beaucoup de médecins et de presque tous ceux qui s'occupent d'enseignement et d'éducation. Là se termine l'analyse de la première partie de mon rapport.

II.

Pour apporter la conviction dans tous les esprits — je ne dis pas ici — mais au dehors, nous avons pensé qu'il était nécessaire de montrer quelle était la situation de l'assistance des enfants idiots et dégénérés dans notre pays d'abord — ce que faisait l'assistance publique, ce que faisait l'assistance privée — et ce qu'est cette assistance à l'étranger.

Dans ce but, nous nous sommes livré à une laborieuse enquête, ainsi que vous le montrent les chapitres II, III, IV, V et VI. Toutes nos lettres, à quelques rares exceptions, ont eu une réponse, et nous manquerions à tous nos devoirs si, en séance publique du Congrès, nous n'adressions pas nos plus vifs remerciements à tous ceux, médecins des asiles de France et médecins des asiles étrangers, qui, par amour du bien public, ont mis un réel empressement à collaborer à notre rapport : s'il a quelque valeur, c'est à eux qu'en revient le principal honneur.

Dans le chapitre II, consacré aux établissements publics et aux grands asiles privés faisant fonction d'asiles publics, dans les départements — celui de la Seine excepté — nous avons exposé l'état de l'assistance de ces enfants. De ce tableau, il résulte, en somme, que, seulement, 800 enfants idiots, dégénérés, épileptiques, sont assistés dans ces asiles.

Nous devons relever les efforts faits avec succès dans le Loir-et-Cher, par M. Doutrebente ; dans Meurthe-et-Moselle et surtout dans le Nord, par M. Taguet ; dans la Seine-Inférieure, par notre distingué collègue, M. Giraud, qui a pris une part active à nos travaux ; dans la Vendée, par M. Cullerre. Enfin, nous devons signaler le projet d'asile départemental, conçu par M. le docteur Rey, médecin en chef de l'asile Saint-Pierre de Marseille et conseiller général de Vaucluse. Je n'entrerai pas dans les détails en ce qui concerne Vaucluse ; je ne pourrais que répèter ce que j'ai consigné dans mon rapport. Je crois d'ailleurs devoir laisser le soin, à M. le docteur Rey, qui assiste à cette réunion, de vous renseigner encore mieux que je ne l'ai fait.

Il y a donc seulement dans les asiles de France, le département de la Seine, excepté 800 enfants des deux sexes hospitalisés. Ajoutons qu'un certain nombre d'enfants, nombre peu considérable, sont hospitalisés dans les hôpitaux-hospices. Sur ce point, MM. Drouineau et Lefort, présents ici, inspecteurs-généraux des établissements de bienfaisance, pourront, s'ils le jugent utile, nous donner quelques détails intéressants.

Nous pouvons résumer ainsi l'état de l'assistance publique dans les départements : de même que dans les asiles, ces enfants sont difficilement admis dans les hospices.

« Dans beaucoup de départements, nous écrit un de nos « amis qui a une incontestable expérience, on ne sait que « faire de ces enfants : les hospices n'en veulent pas et « les asiles non plus. »

Le dépouillement des documents que nous avons reçus des départements nous apprend que, en général, les enfants idiots et dégénérés sont reçus dans les mêmes conditions que les aliénés adultes. Ce qu'il faut traduire le plus souvent de la façon suivante : s'ils sont reconnus « dangereux ». Toujours parce qu'un grand nombre de préfets voient surtout, dans la loi du 30 juin 1838 sur les aliénés, une loi de « *police* » et non pas, comme l'ont voulu ses auteurs, une loi de « BIENFAISANCE. »

A cet égard, nous pouvons invoquer notre expérience personnelle. Nous recevons, dans notre service de Bicêtre, des enfants dont les parents habitent Paris, mais qui ont leur domicile de secours en province. Les préfets des départements d'origine de ces enfants réclament le transfert, exigent un certificat détaillé, contestent « à priori » l'état d'aliénation, ne sachant pas que les différentes formes de l'idiotie constituent, pour les médecins au moins, une des formes de l'aliénation mentale. Et ils insistent surtout pour qu'on leur dise si l'enfant est dangereux, laissant sous-entendre que, s'il n'en est pas ainsi, ils refuseront de rembourser les frais de séjour dans les asiles de la Seine. Nous verrons plus loin les mesures qui ont été prises par le Conseil général, l'Administration préfectorale et la Commission de surveillance des asiles de la Seine, en faveur de l'*hospitalisation*, du *traitement* et de l'*éducation* de ces enfants idiots et dégénérés, dont les charges incombent aux autres départements.

III.

Nous avons consacré le chapitre III aux «établissements privés ». Il s'agit là de documents incomplets à certains égards, mais que nous devions mettre sous vos yeux. Il y a nécessité pour tous ces établissements, comme pour les établissements publics, de publier, chaque année, à l'exemple des asiles John Bost, un rapport sur leur fonctionnement, les progrès réalisés, les procédés de traitement et d'éducation. M. Rolland, médecin des asiles John Bost, à Laforce (Dordogne), dans la IVe section du Congrès, a fourni des renseignements qui complètent les nôtres, empruntés d'ailleurs aux rapports imprimés qu'il a eu l'obligeance de nous adresser.

Il serait très désirable de voir tous les établissements privés publier ainsi chaque année un rapport. De cette façon si, dans un établissement, il y a un procédé nouveau pouvant rendre des services aux malades, tout le monde aurait la faculté d'en profiter. Ce n'est pas là une innovation ; dans différentes contrées, Angleterre, Suisse, Allemagne, Pays-scandinaves, États-Unis, on publie, chaque année, sur chaque établissement privé, des rapports sur ce qui s'est fait dans l'année.

IV.

Dans le chapitre qui suit, j'ai exposé la « situation des enfants idiots et épileptiques à Paris et dans la Seine ». Dans le premier chapitre de ce rapport, je me suis arrêté à l'année 1874. Depuis cette époque, le département de la Seine a fondé la « colonie de Vaucluse », dont la population est de 116 à 120 enfants, mais le nombre des lits va être augmenté. J'ai donné un résumé des procédés pédagogiques employés dans cette colonie.

Par suite de l'encombrement du quartier des enfants de la Salpêtrière et du service de l'admission de l'Asile clinique, où les enfants étaient mêlés aux adultes, un quartier de la division des femmes de l'asile de Villejuif a été affecté, le 28 mars 1888, à l'hospitalisation et au traitement des petites filles arriérées, idiotes ou atteintes d'épilepsie. J'ai publié également une note sur les procédés d'enseignement auxquels on a recours dans cet établissement.

A la Salpêtrière, il y a, depuis J.-P. Falret, une école de petites filles idiotes, qui a été confiée, en 1851, à Mlle Nicolle. Cette école est maintenant dirigée par Mme Pigeon. J'ai reproduit dans ce rapport une note qui m'a été remise par Mlle Nicolle, sur les procédés pédagogiques qu'elle a employés à cette école. J'ai publié également les procédés pédagogiques usités actuellement par Mme Pigeon. Voilà donc déjà trois sections consacrées aux enfants idiots dans la Seine.

Mais il y a une quatrième section plus importante, c'est celle des « enfants arriérés de Bicêtre ». J'ai signalé la situation déplorable de cette section jusqu'en 1879; j'ai indiqué les différentes phases de la réorganisation de ce service, la séparation des enfants des adultes, la suppression des transferts, etc... J'ai fait connaitre l'état actuel, depuis les ateliers créés en 1882 juqu'aux derniers pavillons terminés en 1891. Il y a ici, à la disposition du Congrès, un album représentant les services de Bicêtre. On y voit d'abord ce que nous appelons le « pensionnat » : Petite école, grande école, musée scolaire, gymnase, ateliers, service balnéo-hydrothérapique, salle de cirage des chaussures, de bains de pieds, etc.; les « jardins » servant aux « leçons de choses. » Cela constitue le « service de jour ».

Le « service de nuit » comprend 16 dortoirs de 20 lits chacun.

Puis il y a « l'hospice » qui comprend deux catégories : les enfants gâteux, invalides, et les enfants atteints de démence à la suite d'accès épileptiques. Dès qu'on a appris aux enfants gâteux et invalides à se tenir debout, à marcher, on les envoie à la petite école, d'abord deux ou trois heures par jour, puis tout le jour.

La troisième partie de ce service comprend ce que nous appelons « l'hôpital » avec : 1° l' « infirmerie », 2° le « pavillon pour les maladies contagieuses » et 3° les « cellules ».

Quant aux procédés employés pour le *traitement* et l'*éducation*, j'avais eu l'intention de les consigner dans mon rapport, mais, au dernier moment, j'ai vu que cela m'aurait entraîné trop loin, et aurait donné à ce rapport des proportions démesurées.

Voilà pour la « section de Bicêtre. »

Reste à parler de la « Fondation Vallée » filles. Elle est due à un ancien instituteur de Bicêtre (de 1844 à 1867) qui acheta, dans la commune de Gentilly, une propriété qu'à sa mort il légua au département de la Seine, pour y soigner des enfants idiots pauvres. Elle est organisée sur les mêmes principes que la section des garçons de Bicêtre.

Voici, maintenant, la statistique complète des enfants idiots et épileptiques des deux sexes, hospitalisés et traités dans le département de la Seine:

Bicêtre................	501 G.
Colonie de Vaucluse	141 G.
Salpêtrière..............	135 F.
Vallée	130 F.
Villejuif................	75 F.
	982

Soit un millier d'enfants. Comme on le voit, le département de la Seine a fait de grands sacrifices au point de vue de l'assistance, du traitement et de l'éducation des enfants idiots et arriérés. Ce millier d'enfants comprend les enfants nés dans le département. Voici un article du règlement, que nous avons fait prévaloir après de longues discussions, article qui s'applique aux enfants nés dans les départements :

« Art. 8. — Les enfants aliénés ou idiots, agés de moins « de 18 ans, qui, par le fait de leur naissance en dehors « du département de la Seine, ont leur domicile de secours « dans un autre département, peuvent néanmoins être « admis dans les asiles de la Seine, lorsque les parents « sont domiciliés à Paris ou dans une commune de la « Seine, depuis trois ans, au moment de la demande d'ad- « mission, et qu'ils habitent avec eux ».

Le département de la Seine ne réclame aux départements que le prix de pension que ces départements payent dans leurs propres asiles, s'imposant ainsi un sacrifice qui n'est pas sans importance. Le Conseil général ne s'est cependant pas laissé arrêter par cette considération. Il a mis au-dessus d'elle, et on ne peut que l'en féliciter, les sentiments d'humanité. Si nous avons insisté sur cette mesure, c'est afin que chacun de ceux qui nous liront puissent la faire connaitre aux conseillers généraux et aux administrations préfectorales de leur région, afin qu'il n'y ait plus d'entraves au maintien, dans le département de la Seine, des enfants dont les départements ont la charge.

Voilà pour la France.

La suite de mon rapport comprend deux chapitres sur « l'assistance des enfants idiots et dégénérés en Europe et aux États-Unis ».

M. le docteur Bourneville résume en quelques mots ce qu'il a dit, dans son rapport, au sujet de l'Allemagne, l'Angleterre, l'Autriche, la Belgique, la Hollande, la Bulgarie, le Danemark, l'Écosse, l'Espagne, la Grèce, l'Irlande, l'Italie, la Norwège, la Roumanie, la Russie, la Suède, la Suisse, la Turquie d'Asie, la Turquie d'Europe. Puis il continue ainsi:

Nombreux sont, en Allemagne, les établissements consacrés aux enfants idiots. Toutefois, il y a, dans ce pays, une lutte entre les pasteurs et les médecins. Une citation d'un rapport du docteur Kurella en donnera une idée :

« C'est surtout dans le royaume de Saxe que les mis-
« sionnaires ont expulsé les médecins des établissements
« des idiots et des épileptiques. Ils prétendent même,
« actuellement, que le capital versé pour l'entretien des
« institutions d'idiots leur appartient sans partage, et que
« la mission de donner l'éducation aux idiots et aux dégé-
« nérés leur a été confiée par Dieu même ».

J'ai eu l'occasion de publier des extraits de ces polémiques entre les pasteurs allemands et les médecins. On se croirait reporté à deux siècles en arrière. On a affaire là à des enfants qui sont malades, qui constamment ont besoin de soins médicaux et qui ne peuvent être bien dirigés que par les médecins. J'y reviendrai, du reste tout à l'heure.

J'arrive maintenant aux « États-Unis ». C'est dans ce pays que l'on s'est occupé le plus activement de la question. Cela tient à l'ardente intervention de Séguin, devenu citoyen des États-Unis, et à la connaissance de ses travaux. En 1842, l'État de Massachusetts nomma un comité d'inspecteurs chargés de rechercher les moyens propres à améliorer le sort des idiots. Le docteur Howe fut choisi comme président. La commission publia un rapport renfermant une lettre de Summer, exposant, en termes élogieux, la méthode et les résultats de Séguin, de Paris.

Nous trouvons aux États-Unis, comme dans les Pays Scandinaves, une organisation qui a permis de développer cette assistance, c'est l' « *Association of medical officers of american institutions for idiotic ande feeble-minded persons* », organisée en 1873, au moment de l'exposition de Philadelphie.

« Le but de cette association, écrit le docteur Walter « E. Fernald, est l'examen et la discussion de toutes les « questions relatives à l'assistance, à l'instruction et à « l'éducation des idiots et des arriérés. Elle prête son « influence pour l'établissement et l'entretien des institu- « tions analogues. Elle se réunit, chaque année, et son « ordre du jour comprend la lecture de rapports ou de « mémoires scientifiques et l'histoire des progrès réalisés « durant l'année précédente... »

J'ai donné, à la page 133 de mon rapport, la liste des vingt établissements publics des États-Unis, leur situation, l'année de leur fondation et leur population. Il existe, en outre, 9 institutions privées pour les enfants arriérés.

Tous ou presque tous les asiles appliquent aussi le même système de « traitement médico-pédagogique » : ce sont la « méthode et les procédés formulés par Séguin, méthode et procédés inventés et pratiqués des années avant la création des jardins d'enfants et l'aurore de la nouvelle éducation ». Les leçons de choses, en effet, constituent l'une des bases de la méthode de Séguin.

VI.

J'arrive maintenant au dernier chapitre : *Des motifs qui justifient l'assistance, le traitement et l'éducation des enfants idiots et dégénérés* ; — *Des formes de cette assistance* ; et enfin je terminerai par la lecture des *conclusions* que je vais vous demander tout à l'heure de vouloir bien voter.

Les motifs qui militent en faveur de cette assistance sont très nombreux. J'ai entendu, ces jours-ci, dans une commission, des médecins qui se plaignaient d'avoir dans leurs asiles des adultes idiots ou épileptiques, d'autres des déments, d'autres des alcooliques. On pourrait alors se demander ce qu'on mettrait dans les asiles, si leurs vœux étaient exaucés.

Dans ce chapitre, j'ai reproduit les opinions, que je partage d'ailleurs, des médecins qui ont joué un très grand rôle au point de vue de l'administration et au point de vue scientifique. Ce sont des hommes qui s'appellent Esquirol, Ferrus, Parchappe. Voici ce que dit Parchappe :

« L'aliénation mentale comprend non seulement toutes « les formes et tous les degrés de la folie proprement « dite, simple et compliquée, mais encore l' « idiotie » qui « dépend d'un vice congénital, et l' « imbécillité » qui a « été produite par une maladie postérieure à la naissance. « Les asiles d'aliénés doivent être fondés pour recevoir « « tous les aliénés », c'est-à-dire les « fous », les « idiots » « et les « imbéciles ».

Peut-être qu'à cet égard on me taxera de réactionnaire, mais je partage absolument cette opinion. Je pense que les *asiles d'aliénés* sont faits pour les *aliénés*, quelle que soit la forme de leur aliénation mentale. Plus loin, Parchappe ajoute :

« On ne peut mettre en doute que l'idiotie ne doive « être comprise parmi les maladies que la science a « réunies sous le nom commun d'aliénation mentale, et « que l'état de l'intelligence chez l'idiot ne lui donne à « la bienfaisance publique les droits que la loi a voulu « assurer à tous les indigents privés de la raison. »

Ferrus et Parchappe ont réclamé la création d'asiles spéciaux pour les enfants, dans lesquels on s'occuperait de leur traitement et de leur éducation. Il y aurait des passages tout entiers à reproduire de leurs rapports. J'ai dû me borner seulement à quelques citations.

Donc, je crois, et je pense qu'ici il n'y a guère d'opposition, qu'on doit assister, traiter et instruire les enfants idiots et arriérés. Leur *nombre* est-il suffisant pour justifier que l'on s'occupe d'eux ? Malheureusement oui. Je donnerai tout à l'heure des chiffres, mais auparavant j'estime qu'il est utile de rappeler ce qu'on entend sous le nom d'idiots. Je n'abuserai pas longtemps de votre patience. Certains médecins se contentent simplement du mot idiotie. Mais, habituellement, dans le langage clinique ou dans la pratique médicale, on fait une certaine distinction : il y a les *idiots*, les plus malades, les *imbéciles*, les moins malades, les *arriérés*, qui se rapprochent, dans une certaine mesure, des enfants moyens au point de vue de l'intelligence. Puis, à côté, il y a une catégorie qui tourmente beaucoup de gens, les jurisconsultes, les médecins, ce sont les « pervers », ces êtres que la prison et l'hôpital se disputent. En Angleterre, aux États-Unis, etc., on dit que ces malades sont atteints d' « imbécillité morale ». Les facultés intellectuelles sont parfois, chez eux, suffisamment développées pour leur permettre, par exemple, d'avoir leur certificat d'études, mais à côté de cela ils ont les facultés morales déplorablement et profondément atteintes.

Voilà donc les catégories d'enfants dont nous nous occupons aujourd'hui, en y comprenant les épileptiques, car les idiots sont souvent épileptiques.

J'ai énuméré, aux pages 144 et 150 de mon rapport, les conditions malheureuses dans lesquelles se trouvent les familles qui ont de pareils enfants. Ni la misère, ni la richesse ne mettent à l'abri d'un tel malheur. L'observation montre que, depuis le plus riche jusqu'au plus pauvre, tout le monde est exposé à avoir des enfants de cette catégorie.

Voici ce que je dis aux pages 144 et 145 :

« Il est commun d'observer de ces enfants qui, dès les premiers jours de leur naissance, poussent presque sans arrêt, et surtout la nuit, des cris aigus, empêchant père, mère, frères et sœurs de reposer. Et cependant, le lendemain, il faut que le père retourne à son travail, que la mère vaque aux soins du ménage !

« Ce n'est pas tout. Les voisins se plaignent; de là des querelles, qui aboutissent généralement à un congé, aux embarras et aux dépenses d'un déménagement. Il y a des parents qui, pour des cas semblables, ont été dans l'obligation de déménager, une fois, deux fois chaque année jusqu'à l'admission de leurs enfants à Bicêtre ou à la Salpêtrière.

« Sans vouloir exagérer l'importance des *impressions maternelles* durant la grossesse, il est certain que la vue constante de ces enfants difformes, sous le rapport physique et intellectuel, peut, parfois, avoir une action sur le produit d'une nouvelle conception. Dans tous les cas, il est une autre influence qui, elle, est incontestable : c'est l'influence exercée par l'aspect de ces enfants sur leurs frères et sœurs. Voici, à l'appui, ce que nous disait tout récemment la mère d'un petit idiot : « Nous avons deux jumeaux âgés de 19 mois, qui commencent à prendre ses manières, à se balancer, à se cogner la tête comme lui. Sans cela, ajoutait-elle, si je ne craignais pour les deux derniers, je le garderais à la maison. »

Permettez-moi de vous dire, d'après ce que je vois tous les jours — et j'ai environ 650 enfants, — qu'il est extraordinaire de voir combien est grande l'affection des familles pour ces enfants. On dirait qu'il y a une augmentation d'affection en raison de la diminution de leurs facultés intellectuelles !

A côté de ces enfants idiots au dernier degré, il en est un grand nombre d'autres, imbéciles ou arriérés, qu'on ne peut garder dans les écoles de la ville, parce qu'ils sont incapables de suivre les exercices des autres enfants et que leurs tics, leur insuffisance mentale, les rendent la risée de leurs camarades qui, souvent même, les brutalisent ; ou bien ils troublent la classe par leur instabilité, leur besoin de mouvement, leurs contorsions, leurs crises convulsives ; on les punit, on les met dans un coin, dans la cour : ils prennent l'école en dégoût, deviennent irritables, et les maitres sont obligés de les congédier définitivement. Beaucoup vagabondent ou se sauvent sans motif de la maison paternelle, servent d'instruments à de plus habiles, qui les poussent à des actes répréhensibles.

« On les arrête, parfois on les condamne. Ces fugues, ces arrestations, ces condamnations sont une cause permanente de démarches, de pertes de temps, d'inquiétudes et de douleurs pour les familles. Puis, viennent des enfants plus ou moins débiles au point de vue intellectuel, quelquefois même bien doués sous ce rapport, mais atteints de perversion des instincts : voleurs, menteurs, onanistes, pédérastes, incendiaires, destructeurs, homicides, empoisonneurs, etc. Nous avons eu un enfant âgé de 9 ans, à l'entrée, dont les parents ont dû réclamer d'urgence l'admission parce qu'il avait l'idée fixe de « saigner sa petite sœur ». Les garçons se livrent, soit sur leurs sœurs, soit sur les petites filles du voisinage, à des pratiques déplorables. Les petites filles de cette catégorie attirent les garçons, pervertissent leurs compagnes, servent à assouvir le désir de gens sans scrupules. Sont-elles pubères, elles deviennent enceintes, produisent des enfants que la société doit nécessairement assister, après avoir refusé de protéger et d'aider la mère, qu'on se décide très tardivement à interner, à un âge où toute chance d'amendement a, sinon tout à fait disparu, au moins grandement diminué.

« Enfin, nous citerons les enfants affectés de maladies convulsives : l'*hystérie* et l'*épilepsie*. Lorsque les crises sont rares, les instituteurs conservent ces enfants, mais la plupart, et avec raison, les refusent ; ils sont alors plus ou moins abandonnés dans la rue. S'ils ont 12, 13, 14 ans ou au-dessus, les parents essaient de les mettre en apprentissage : dès qu'une crise est constatée, l'enfant est congédié. Et de nouveaux essais aboutissent aux mêmes échecs! Il importe aussi de se souvenir que si les convulsions n'ont, en somme, de conséquences graves que pour les malades, elles sont souvent précédées ou suivies de troubles intellectuels, d'impulsions les poussant à des tentatives de suicide ou d'homicide, qui les rendent très dangereux pour la sécurité publique. »

Innombrables sont les faits que nous pourrions rapporter à l'appui de notre opinion : enfants arriérés, qui se livrent à des actes de bestialité ; enfants idiots ou imbéciles homicides ; enfants incendiaires, surtout à l'époque de la puberté ; enfants qui déchirent leurs habits, brisent tous les objets à leur portée, font souffrir ou mutilent les animaux, se livrent à des violences envers les personnes, même leur mère, frappent sans pitié jusqu'à ce qu'on les dompte par la force.

Il n'y a pas de semaine que les journaux ne nous rapportent des exemples de crimes ou de délits commis par des idiots, des imbéciles ou des arriérés.

En voici quelques exemples : Un nommé Mang..., dit la *Vallée de l'Eure*, 1891, commet un attentat à la pudeur avec violence sur une jeune fille idiote qui, d'ailleurs, se livrait à la prostitution.

En août 1890, un imbécile du nom de Bell..., âgé de 16 ans, fut arrêté pour s'être livré à des actes révoltants sur deux petites filles de 7 et de 9 ans ; quelques semaines auparavant, il avait abusé de sa sœur, âgée de 5 ans, morte des suites de ses violences.

J'ai rapporté à l'appui, entre un très grand nombre, quelques faits ; vous en voyez d'analogues quotidiennement dans les journaux. Calmeil a écrit ceci :

« Les distinctions morales établies par les liens du sang « et de la parenté frappent si peu les imbéciles, que l'on « en voit s'attaquer également, pour assouvir leurs passions, « à leur mère et à leurs sœurs ».

Herder raconte qu'un idiot ayant vu égorger un porc en fit autant à un homme. En août 1891, les journaux politiques ont relaté un fait semblable. Un idiot nommé Prostot, domicilié chez ses parents, bouchers-charcutiers, a coupé la gorge à la bonne de la maison, qui n'a pas survécu à cette horrible blessure.

Les administrations communales et départementales, qui connaissent l'existence de ces idiots, ont une grave responsabilité au point de vue moral, quand, au lieu d'interner ces malheureux, ainsi que leur devoir le commande, elles les laissent commettre des actes qui amènent à chaque instant des arrestations ou qu'elles tolèrent la séquestration, dans des taudis infects, des enfants idiots, épileptiques ou pervers.

L'anthropologie criminelle a démontré qu'une grande proportion des criminels, des ivrognes invétérés et des prostituées, est, en réalité, des imbéciles de naissance qu'on n'a jamais cherché à améliorer ou à discipliner. La société subit les conséquences de sa coupable inertie par une augmentation de misères et de vices et aussi par une augmentation de dépenses. Au lieu d'avoir fait des sacrifices pour les soigner, les traiter et les éduquer — ce qui aurait été fructueux — elle est obligée de les interner devenus adultes, dans les asiles ou les hospices comme incurables, ou de les séquestrer dans les prisons, ce qui est une dépense improductive. Ces réflexions s'appliquent surtout aux malheureux atteints d'imbécillité morale. L'assistance de ces malades est appréciée ainsi qu'il suit par le docteur Kerlin : « Il n'y a pas de champ d'économie politique, dit-il, qui ne puisse être cultivé avec plus d'avantages pour la diminution du crime, du paupérisme et de la folie, que celui des enfants idiots, arriérés ou atteints d'imbécillité morale ».

« La plupart des pervers, des jeunes criminels, des vagabonds qui sont internés dans les établissements pénitentiaires, dit le docteur Kurella, sont des faibles d'esprit. Ce que la société et l'Etat économisent sur la première éducation de ces enfants abandonnés à eux-mêmes, est plus tard dépensé dix fois en frais de police, de justice, de prison, etc. (1) ».

Beaucoup des petites filles idiotes ou imbéciles que nous avons à la fondation Vallée ont été déflorées, et il n'est pas rare, quand elles ne sont pas assistées, de voir ces fillettes se livrer au premier venu, et l'on conduit souvent dans les établissements hospitaliers des filles âgées de 18

(1) Nous soutenons cette thèse, qui nous paraît conforme à la vérité scientifique et à l'humanité, depuis bien des années (Voir : *Progrès médical*, *Archives de Neurologie* et nos *Comptes-rendus*, de Bicêtre de 1880 à 1894, *passim*. — Voir aussi : Axenfeld : *Jean Wier et les sorciers*). (*Note de la 2e édition*).

à 20 ans, qui, devenues pubères, courent après les hommes, sont indociles, méconnaissent la voix de leurs parents. Esquirol, Georget et bien d'autres auteurs ont rapporté beaucoup d'exemples de filles imbéciles qui se sont laissé faire des enfants.

Messieurs, cet ensemble de faits me parait fournir des arguments incontestables en faveur de la thèse que nous soutenons tous, c'est-à-dire en faveur de l'assistance des enfants idiots et dégénérés.

Il y a encore une autre considération qu'on peut faire valoir, surtout aujourd'hui dans notre état républicain: c'est l'obligation, qui est inscrite dans la loi sur l'instruction primaire. Pourquoi ces enfants sont-ils abandonnés? Pourquoi ne s'en occuperait-on pas? S'ils ne peuvent aller à l'école ordinaire, il faut voir ce qu'il convient de faire pour eux. L'obligation de l'instruction primaire nous fournit un argument nouveau au point de vue de l'assistance, du traitement et de l'éducation de ces enfants.

Leur « nombre » justifie que l'on s'occupe d'eux. Voici quelques chiffres. J'évalue à 60.000, en France, le nombre des enfants et des adultes idiots. En 1874, les inspecteurs ne l'évaluaient qu'à 36.000. C'est un chiffre au-dessous de la vérité. On n'avait pas de base sérieuse. Le docteur Kurella évalue ce nombre pour l'Allemagne, à 60.000. Pour l'Angleterre et le pays de Galles, on l'évalue à 30.000. En Suède, on compte 6.292 idiots pour 5 millions d'habitants; aux États-Unis, 95.571.

La proportion que nous avons donnée pour la France, en l'absence de documents certains, nous parait absolument dans des limites raisonnables. Nous devons dire que l'administration française ne parait porter qu'un médiocre intérêt à cette statistique et que les familles n'aiment pas beaucoup dire qu'elles possèdent des imbéciles ou des idiots.

M. le Dr Rey s'est occupé très habilement et très sérieusement de trouver les bases d'une statistique précise dans le département de Vaucluse et dans les départements voisins. Il a fait un relevé des exemptions du service militaire dans les départements des Hautes et Basses-Alpes, des Bouches-du-Rhône, du Gard, de l'Hérault, pour « crétinisme, idiotie, imbécillité, de 1887 à 1891 ». Leur nombre a été de 307 pour un contingent de 85.028.

Il a fait ensuite une statistique judiciaire et il a trouvé que de 1888 à 1892, il y a eu 382 poursuites contre les mineurs en Vaucluse. De 1887 à 1891, dans les Bouches-du-Rhône, il y en eu 711, Dans ces départements, les poursuites avaient lieu pour vol, mendicité, vagabondage, coups et blessures, déprédation des monuments publics, outrages à la pudeur, incendies volontaires, escroqueries.

Voici, également de M. le Docteur Rey, une autre statistique, au point de vue de l'état mental, portant sur les villes d'Avignon, Apt, Carpentras et Orange :

VILLES	Enfants ayant manifestement l'intelligence en retard. De 5 à 15 ans.		Enfants non dépourvus d'intelligence, mais turbulents, inattentifs, et vicieux. De 5 à 15 ans.		Enfants malades intellectuellement, qui n'ont jamais été envoyés à l'école, De 5 à 15 ans.	
	Garçons	Filles	Garçons	Filles	Garçons	Filles
Avignon....	20	9	33	6	23	3
Apt.........	22	16	19	12	11	2
Carpentras .	22	7	8	6	4	4
Orange.....	28	19	14	10	14	4
	92	51	74	34	52	13
	dont 77 de 5 à 10 ans. 66 de 10 à 15 ans.		dont 65 de 5 à 10 ans. 43 de 11 à 15.		dont 17 de 5 à 10 ans. 48 de 10 à 15 ans.	

Ces différents renseignements statistiques montrent que le nombre des enfants idiots et arriérés est beaucoup plus considérable qu'on ne le suppose, plus considérable que le nombre des enfants aveugles ou sourds-muets. Leur nombre contribue donc aussi à justifier les efforts que nous faisons pour faire donner à ces enfants une éducation en harmonie avec leur état mental.

Outre cet argument de fait, de statistique, que je viens de vous donner, je puis invoquer un argument tiré de l'expérience des pays étrangers. Qand on a la prétention d'être une des nations les plus civilisées du monde; on doit, au point de vue dont nous parlons, marcher au moins parallèlement aux autres nations sinon les devancer.

J'arrive maintenant à l'analyse de la fin de mon rapport : « Des *modes d'assistance* ». Je me suis borné à une énumération rapide des différents modes de l'assistance des enfants idiots et dégénérés. Je vais résumer ce résumé :

1° En premier lieu, je crois qu'il faut des « *asiles-écoles* » distincts des asiles d'aliénés. Il conviendrait de réunir les *deux sexes* dans le même asile. Il faudrait admettre ces enfants « à partir de 2 ans », parce que, plus tôt vous luttez contre la défectuosité cérébrale, plus vous avez de chance d'avoir de meilleurs résultats, tandis que, plus tard, vous avez à lutter non seulement contre les conséquences des lésions cérébrales, congénitales ou acquises, mais encore contre toutes les mauvaises habitudes contractées. Dès qu'on s'aperçoit de l'état d'idiotie des enfants, il convient de les traiter et de les instruire.

Quant à la date maxima, il n'y a rien d'absolu. Les inspecteurs généraux indiquent 16 ans. A Paris, on met 18 ans. Il faut qu'il y ait là seulement une indication et non une rigueur absolue. Il y a souvent des enfants de 16 ans qui sont très grands et très forts, et qu'il ne faut pas laisser avec des enfants, mais placer avec les adultes, et il y en a d'autres qui sont malingres, petits, qui ont 24 ou 25 ans, qu'il faut maintenir avec les enfants et qu'il ne faut pas placer avec les adultes. Il serait bon de confier les petites filles et les petits garçons à des femmes. Il serait bon aussi que les instituteurs et les institutrices que l'on veut affecter à ces établissements soient employés, pendant quelques mois, dans les services d'enfants, comme infirmiers ou infirmières, de façon à mieux se rendre compte de la nature de ces enfants, de leurs défectuosités intellectuelles, par le contact avec les médecins et à apprendre, dans une certaine mesure, le métier d'infirmiers, car très souvent ils auront à donner les premiers soins, soit par l'absence de l'infirmier, garçon de classe, soit que celui-ci soit déjà occupé avec un autre malade, etc. Je ferais la même chose pour les maitres de l'enseignement professionnel. Ce sont là des détails, mais il faut y songer.

M. le docteur Rey, dans son projet, met un nombre un peu faible de filles. Peut-être, pour le moment, y a t-il une petite différence, mais cela tient à ce qu'on garde plus volontiers les filles. Dans la Seine, le nombre des filles hospitalisées est de près de 400, celui des garçons est de 600. Si les garçons l'emportent, c'est parce qu'ils disposent d'un plus grand nombre de places et que des familles placent leurs filles dans des asiles d'incurables tenues par des religieuses.

En réalité, je crois qu'il n'y a pas de différence bien notable entre les deux sexes. Il faut, par conséquent, accorder un nombre de lits à peu près égal aux garçons et aux filles dans les asiles futurs. Il faut un traitement médical, avec un enseignement particulier au point de vue pédagogique, surtout un enseignement analogue à celui de la méthode de Séguin avec les perfectionnements que quelques-uns et nous-même y avons apportés.

2° Un autre mode d'assistance consiste dans la création de « *classes spéciales* », jointes ou non à des écoles ordinaires, comme celles qui existent dans un certain nombre de villes d'Allemagne. Les Allemands ont emprunté cette idée, croyons-nous, aux Pays Scandinaves. En Angleterre, on s'occupe de ce mode de traitement et d'éducation. Il y a deux ans, j'ai reçu, à Bicêtre, la visite d'une maitresse-institutrice, envoyée pour étudier ce qui se faisait dans mon service, et qui avait surtout pour mission de se renseigner sur l'organisation de classes pour les enfants arriérés proprement dits. Elle était envoyée par le « School Board » de Londres. J'ai voulu savoir ce qui était advenu de sa mission et j'ai reçu du secrétaire de ce conseil la réponse suivante :

« Il y a aujourd'hui, à Londre, 9 classes spéciales avec « 12 instituteurs ou institutrices titulaires et 7 adjoints « qui ont acquis les qualités requises pour la direction « des 7 nouvelles classes spéciales qui vont être créées (1). « En présence des résultats obtenus, d'autres villes se « préparent maintenant à suivre l'exemple donné par le « *School Board for London*. Les classes ont été visitées « par les inspecteurs royaux. Après cette inspection, dit « mistress Burgwin, quelques écoliers sont retournés dans « leurs anciennes écoles, où, je l'espère, ils seront capables, « jusqu'à un certain point, de suivre leurs camarades. S'il « en était autrement, l'élève qui se serait montré trop infé- « rieur serait réadmis à l'école-spéciale. »

J'ai soumis cette question des classes spéciales à la délégation du 5e arrondissement. J'ai entretenu, dans le temps, M. Léon Bourgeois de cette idée, lorsqu'il était ministre. Je devais lui écrire une lettre ouverte pour appeler son attention sur la création de ces classes spéciales. Les changements de ministère ont fait que je n'ai pu donner suite à mon projet. J'ai repris la question d'une autre façon ; je l'ai soumise de nouveau à la délégation cantonale du 5e arrondissement, dont je faits partie et, à l'occasion du congrès, j'ai demandé des renseignements à M. Foubert, inspecteur-primaire des 5 et 6e arrondissements. Ces renseignements, qui sont dans mon rapport (page 155), montrent qu'on a trouvé 77 garçons arriérés et 39 indisci-

(1) On voit qu'à Londres on n'hésite pas à préparer d'avance le personnel enseignant nécessaire. Chez nous, une demande dans ce sens n'aurait aucune chance d'aboutir, puisqu'on n'accorde même pas le personnel nécessaire

plinés, et, chez les filles, 6 arriérées et 10 indisciplinées. Cette statistique localisée n'est pas absolue ; il s'agit là de renseignements sommaires. D'après le dossier que m'a donné M. l'inspecteur Foubert, on voit qu'il y a 3 ou 4 maîtres qui ont bien compris la question. Toutes les maîtresses ont dit : nous n'avons rien ; elles avaient peur d'être accusées de ne pas s'occuper de leurs classes si elles avouaient avoir des arriérées et des indiciplinées.

Ces chiffres s'appliquent à une population scolaire de 3.575 garçons et 3.207 filles. C'est une première enquête. Elle suffit pour mettre en relief la possibilité d'assister, de traiter et d'instruire, sans les hospitaliser, par la création de « classes spéciales », un certain nombre « d'enfants arriérés » qui, aujourd'hui, sont à peu près abandonnés, ne sont pas instruits, troublent les travaux de leurs camarades, font le désespoir des maîtres qui, trop souvent, sont obligés de les renvoyer, contribuant ainsi volontairement, forcés par l'intérêt des autres enfants, à les verser à la rue et à les pousser au vagabondage.

Reste maintenant à examiner ce que deviendront ces enfants. Nous voulons la création d'asiles pour ces enfants. Ils grandiront, ils deviendront adultes. Qu'en ferez-vous, messieurs les administrateurs ?

Il faut voir l'avenir et les conséquences de ce qu'on fait. Ce que nous faisons à Bicêtre peut servir à vous éclairer :

1° Nous faisons passer les enfants épileptiques, devenus adultes, épileptiques ordinaires et épileptiques idiots, dans la section des épileptiques de l'hospice. Là, si nous leur avons appris un métier, ils continuent ce métier dans la mesure du possible, en allant travailler aux ateliers de l'hospice.

2° Des enfants ont été très améliorés, ont [illegible] une certaine instruction primaire, ont appris u[illegible] ; ils pourraient être rendus à leurs familles, contri[illegible] partie à gagner leur vie, mais en raison d'infirmités (paralysie, tremblements, maladies chroniques et de l'indigence des parents, nous les faisons passer dans la division dite des incurables de l'hospice. Ils doivent aller aux ateliers de la maison. Pour plus de garantie, ils ne devraient pas avoir l'entière liberté dont jouissent les administrés ordinaires de l'hospice.

(M. le docteur Bourneville fait passer sous les yeux des membres du Congrès un certain nombre de *photographies* d'enfants de ce groupe, soignés à Bicêtre, parmi lesquels figurent plusieurs *hémiplégiques*. Ces photographies, faites d'année en année ou tous les deux ans, donnent une idée précise des heureuses transformations des enfants).

3° Les enfants idiots, restés incurables ou insuffisamment améliorés, passent dans l'une ou l'autre des sections d'aliénés ou dans l'un des autres asiles de la Seine.

4° Nous avons des enfants qui se sont considérablement transformés, mais qu'on ne pourrait laisser en liberté qu'à la condition d'être constamment surveillés par leur famille. Malheureusement, leurs pères et mères sont souvent des dégénérés eux-mêmes, quoique à un moindre degré. Ils ne peuvent remplir strictement leurs devoirs envers leurs propres enfants. Les malades de cette catégorie pourraient être utilisés dans les établissements hospitaliers comme des demi-infirmiers, des hommes de peine d'une catégorie particulière. Pour eux aussi, il faudrait une réglementation spéciale, les considérant comme des demi-internés ne pouvant avoir de permission de sortie que conditionnellement. A défaut de cette surveillance familiale, je fais passer ces malheureux dans un service d'aliénés. Mais comme ils réclament sans cesse leur liberté, qu'ils n'offrent qu'un médiocre intérêt, mes collègues les renvoient bientôt. Il leur arrive alors toutes sortes d'aventures : arrestations et internements successifs dans les asiles de la Seine, le dépôt de la préfecture de police, etc.

(M. le docteur Bourneville fait passer quelques « photographies » de ces malades *imbéciles* et *instables*, les montrant durant leur séjour et durant leur liberté, vêtus misérablement, etc.).

Ces malades ont besoin d'une tutelle, mais ils peuvent travailler, et je voudrais pour eux une « demi-liberté », une sorte de « demi-internement ». Par leur travail, ils compenseraient une partie leur dépense et coûteraient moins qu'ils ne coûtent par suite de leurs internements successifs, de leur séjour soit dans les dépôts de mendicité, soit dans les prisons. Il y aurait économie pour la société en même temps qu'un résultat moral à l'honneur de la société.

5° Un certain nombre peuvent être rendus à leurs familles, lorsqu'elles offrent un peu de surface, mais à la condition de donner à ces familles un secours régulier. Si on leur donnait un secours quotidien de 1 franc l'assistance publique ferait une économie de 1 fr. 20 puisque le prix de journée à Bicêtre est de 2 fr. 20. Il est évident que cela ne peut s'appliquer qu'aux arriérés qui n'ont pas de mauvais instincts.

6° Reste la catégorie des « malades guéris ». Tous les ans, il en sort un certain nombre.

(M. Bourneville fait passer sous les yeux une série de *photographies collectives* qui montrent ces enfants à différentes phases et, en particulier, en costume de travail, de ville ou sous le costume militaire).

Je revois très souvent, le plus possible, mes anciens malades après leur sortie. Tous, d'ailleurs, sont obligés de revenir au moment du tirage au sort et j'en profite pour me renseigner et m'assurer que je puis les considérer vraiment comme guéris. J'engage et les jeunes gens et leurs familles, quand il n'y a pas de cause d'exemption, à ne pas exciper de leur maladie antérieure, mais plutôt à les laisser partir, parce que la discipline du régiment complètera les résultats de la discipline de la maison d'où ils sortent.

Pour tous les malades guéris ou rendus à leurs familles, il faudrait une « *Société de patronage* », soit spéciale, soit commune aux idiots et aux aliénés. Or, ainsi que nous l'avons dit dans un rapport analogue à celui-ci « Sur les sociétés de patronage », cela n'existe presque nulle part, ou pour ce qui concerne la France, seulement dans trois ou quatre départements. Là, des hommes de bonne volonté pourraient leur donner des conseils et même des secours (1).

Voilà, messieurs, l'ensemble des moyens d'assistance employés pour les enfants idiots et dégénérés, que j'ai tenu à mettre sous vos yeux, afin de vous renseigner et de vous convaincre, s'il en était besoin. J'ai fait tout mon possible pour m'acquitter convenablement de la tâche que le comité d'organisation du congrès m'avait confiée. Il me reste, en terminant, à vous demander de bien vouloir adopter les conclusions qui terminent mon rapport. Si vous voulez bien les voter, nous pourrons tous sortir d'ici avec la conviction d'avoir plaidé en faveur des malheureux qui ne peuvent plaider pour eux-mêmes. (Longs applaudissements).

M. le Président. — Je serai certainement l'interprète de tous les membres du congrès, en adressant à M. le docteur Bourneville nos plus chaleureuses félicitations pour le rapport si remarquable dont il vient de faire le résumé.

Si Séguin est le premier des premiers, M. Bourneville est le premier des seconds, le premier de ceux qui, après cet illustre philanthrope, se sont occupés de ces malheureux. Ses travaux lui font le plus grand honneur. Je suis heureux de l'occasion qui m'est offerte de lui rendre

(1) Bourneville. — *Rapport sur la création des Sociétés de patronage pour les aliénés sortant des asiles* » (Conseil supérieur de l'assistance publique). — *Rapport sur la création d'une société de patronage pour les aliénés sortant des asiles de la Seine.* (Commission de surveillance).

publiquement un légitime hommage. (Vifs applaudissements).

M. Hermann Sabran. — Messieurs, au nom du comité d'organisation du Congrès, je vous demande la permission d'adresser au docteur Bourneville nos remerciments les plus sincères, comme lyonnais et organisateur du Congrès.

Pour nous, qui nous occupons de l'assistance depuis longtemps, il y a des problèmes qui nous paraissent bien difficiles et sur lesquels notre attention est appelée chaque jour. Il faut bien le reconnaître, messieurs, la charité légale dans notre législation existe sur deux points : pour les enfants assistés et pour les aliénés. Elle va exister pour les malades par la loi de l'assistance médicale gratuite, mais actuellement cette loi n'étant pas en application, il n'y a que deux catégories de malades pour lesquels la charité légale, l'obligation de l'assistance existent dans la loi, ce sont les enfants assistés et les aliénés.

Pour tous ceux qui ont une petite expérience des choses de l'assistance, cette assistance légale est trop souvent un leurre en ce qui concerne l'aliénation, en ce sens que, par mesure d'économie, car, c'est une raison d'argent qui domine tout, nous ne voyons appliquer les soins tutélaires de l'assistance légale aux aliénés que pour ceux qui peuvent payer ou qui sont réputés dangereux. Je me rappelle une communication du docteur Pierret qui, dans un Congrès d'aliénation, montrait l'infériorité de la France par rapport aux autres pays, justement sur ce point qu'à l'étranger on traite l'aliéné indigent autrement qu'en France, où on le laisse vaquer à ses affaires, dans sa famille, à la merci de toutes les aventures qui peuvent lui arriver.

Cette situation existe pour une catégorie pour laquelle on a toujours demandé l'assistance : les épileptiques et les arriérés. Les épileptiques, en France, ne sont pas reçus dans les hôpitaux, parce qu'ils n'ont pas une maladie aiguë. Les asiles qui les reçoivent sont si peu nombreux que je n'ose pas les énumérer ici.

Qu'a-t-on fait pour les idiots ? Vous avez lu et vous relirez le beau travail de M. Bourneville sur ce point. Il y a une chose certaine, c'est que si l'on considère ce qui existe en France, on voit que l'assistance de l'enfant idiot fait souvent défaut ou est insuffisante.

Il en résulte que, dans un grand nombre de cas, non seulement l'enfant idiot souffre et est soumis à toutes les vexations des enfants de l'entourage, mais que souvent l'enfant idiot est un danger, et cependant la société le laisse sans lui donner aucune assistance, aucun secours. Il y a là une question d'argent. En nous associant aux vœux de M. Bourneville, on vous demande de faire tous vos efforts pour déterminer tous ceux qui s'occupent d'assistance, qui touchent de près ou de loin aux commissions hospitalières, à créer des sections réservées, soit aux épileptiques, soit aux arriérés.

Dans la question des arriérés, M. Bourneville parle de deux points importants : les enfants et les adultes. L'enfant est le premier qui doit être assisté, recueilli, hospitalisé, parce qu'on espère améliorer son état. Dans un grand nombre de cas — et ceux qui ont visité le service de M. Bourneville à Bicêtre ont pu s'en rendre compte, — par une gymnastique physique et intellectuelle, on peut arriver quelquefois à développer une lueur d'intelligence, chez l'arriéré, à lui faire discerner le bien du mal et à lui donner des habitudes de propreté et de travail.

Par conséquent, le premier soin et la première chose que l'on devra faire, ce sera de chercher à développer, autant que possible, l'assistance des idiots et des dégénérés, de façon à créer partout des sections où ils puissent être reçus, hospitalisés, et avoir une éducation rationnelle et méthodique.

Quant aux adultes, je crois encore que l'hospitalisation s'impose complètement et je crois même que le demi-internement dont parle M. Bourneville, n'est pas sans inconvénient, parce que tel idiot qui est calme aujourd'hui peut devenir dangereux demain. Il y a donc, dans ces problèmes qui se posent en présence des épileptiques et des arriérés, une telle part d'inconnu que les nécessités sociales exigent qu'on les interne définitivement (1).

Je me résume. J'adresse tous mes remerciements, au nom du comité d'organisation, à la communication que vient de nous faire M. le docteur Bourneville avec cette haute autorité que nous lui reconnaissons tous. Il aura jeté, dans la seconde ville de France, cette idée qui, je l'espère, fera son chemin, c'est que nous avons un devoir à remplir, une lacune à combler dans l'assistance en nous occupant des dégénérés et des idiots (Applaudissements).

M. LE PRÉSIDENT. — La parole est à M. le docteur Rey.

M. le Dr REY. — Je tiens tout d'abord à remercier M. le docteur Bourneville de la part qu'il a faite, dans son remarquable rapport, au projet dont le conseil général de Vaucluse a pris l'initiative, et d'avoir ainsi un sérieux appui à une œuvre qui n'intéresse pas ce seul département, mais une partie de la région du sud-est. Après le rapport que nous avons lu et l'intéressant exposé que nous venons d'entendre, il ne reste rien à dire au point de vue général sur l'assistance des enfants arriérés. Tout le monde est d'accord sur la nécessité de remédier au plus tôt à l'insuffisance et, on peut dire, à l'absence, sur une grande étendue du territoire français, d'institutions destinées à recueillir et à éduquer tous ces déshérités de l'intelligence. Il faut enfin que les idées scientifiques,

(1) Les malades que nous avons visés sont des idiots ou des imbéciles très améliorés, qu'il est difficile de maintenir dans les asiles d'aliénés — au moins dans la Seine. D'autre part, comme il leur reste une certaine infériorité mentale qui, à défaut de Sociétés de patronage, empêche de les rendre à la liberté, nous avons proposé de les placer dans les hospices en signalant la nécessité d'établir pour eux au point de vue de leurs sorties et de leurs occupations, une réglementation spéciale. (*Note de la 2e édition*).

humanitaires, nées en France, ne fructifient pas seulement à l'étranger. En France, il n'existe guère que le service d'enfants arriérés de Bicêtre, qui est la création de M. Bourneville et que visitent, chaque année, des médecins, des administrateurs et des philanthropes de tous les pays. Il faut multiplier chez nous des institutions analogues. L'assistance des enfants arriérés est aussi nécessaire dans les régions agricoles que dans les grands centres industriels. C'est pourquoi le conseil général de Vaucluse a pris l'initiative du projet sur lequel M. le rapporteur a bien voulu appeler votre attention. Répondant à l'invitation que vient de m'adresser M. Bourneville, je traiterai la question à ce point de vue essentiellement local.

Notre projet date déjà de 1892. La situation de quelques pupilles du département qui, en raison de leur infériorité mentale et de leurs mauvais instincts, embarrassaient l'administration, me fournit l'occasion d'entretenir mes collègues de l'assistance des enfants arriérés et d'émettre un vœu tendant à la création d'un établissement spécial. Je me fais un devoir de déclarer qu'il ne me fut pas nécessaire d'insister sur le côté humanitaire de cette œuvre, sur son intérêt social, ni sur les avantages économiques qui, en définitive, doivent résulter de ce mode d'assistance. Le principe de cette création fut voté à l'unanimité et il fut décidé de lui donner un caractère régional, en faisant appel aux départements voisins. Actuellement, cinq départements sont syndiqués pour l'étude de ce projet. Une commission de dix membres a, dès sa première séance du 1er février 1893, pris une série de délibérations qui marquait bien son désir de mener cette œuvre à bonne fin. Les bases de cette entente inter départementale sont les suivantes: 1° Utilité de la création d'un établissement inter départemental pour les enfants arriérés; le principe de cette création est adopté par la commission; 2° le département sur le territoire duquel cet établissement sera construit devra fournir gratuitement le terrain nécessaire ; 3° les frais de construction et d'achat du mobilier et du matériel seront couverts au moyen d'un emprunt remboursable dans un delai de trente ans ; tous les départements, ayant adhéré au projet, contribueront à l'amortissement annuel de cet emprunt au moyen du produit d'un nombre égal de centimes ; 4° Le prix des journées sera le même pour tous les départements syndiqués.

Il m'a paru de quelque intérêt de vous faire connaitre ces résolutions.

Chargé ensuite d'établir un avant-projet, je mis à profit les travaux de M. Bourneville et les conseils qu'il a bien voulu me donner dans cette circonstance. J'ai utilisé aussi les documents qu'ont bien voulu me fournir plusieurs de mes collègues des asiles et notamment M. le docteur Legrain, autrefois chargé de la colonie de Vaucluse.

Il fallait tout d'abord établir un recensement des enfants arriérés existant dans notre région. Les relevés des cas d'exemption du service militaire pour imbécillité, idiotie, crétinisme portant sur les contingents de 1887 à 1891, donnent les proportions suivantes : Bouches-du-Rhône 2,9 pour 1,000 ; Gard 1,3 pour 1,000 ; Hérault 4,3 pour 1,000 ; Var 3,5 pour 1,000, et Vaucluse 4,1. Ces chiffres donnent bien une idée de la proportion des dégénérés pour chacun des départements intéressés. Mais notre enquête ne devait pas seulement porter sur les jeunes gens parvenus à l'âge de la conscription, mais aussi et surtout sur les enfants des deux sexes. Une enquête, faite d'abord dans les communes du département de Vaucluse, par les soins de la municipalité, a donné un chiffre de 137 enfants des deux sexes, atteints, à divers degrés, de dégénérescence mentale. Ce chiffre nous a paru inférieur à la réalité, et, en effet, des recherches faites dans les écoles primaires publiques ont démontré l'existence d'un bien plus grand nombre d'enfants des deux sexes, justiciables d'un établissement spécial. Le questionnaire adressé aux instituteurs et institutrices est ainsi conçu : 1° Existe-t-il dans les écoles des enfants dont l'intelligence est manifestement en retard à un degré très marqué, ne lui permettant pas de suivre utilement l'école primaire ; 2° Existe-t-il des enfants qui se font remarquer par une turbulence habituelle et excessive, un défaut absolu d'attention, et des instincts vicieux ; 3° Existe-t-il dans la commune des enfants qui, en raison de cette disposition intellectuelle et morale, n'ont jamais été à l'école ou ont cessé de la fréquenter ? Cette enquête s'adresse aux enfants des deux sexes de 5 à 10 ans et de 10 à 15 ans. Le dépouillement des réponses parvenues à la préfecture de Vaucluse donne, pour la première catégorie, 92 garçons, 51 filles ; pour la seconde, 76 garçons, 34 filles, et pour la troisième 52 garçons et 13 filles.

Cette même enquête, faite dans le département des Bouches-du-Rhône, a donné des chiffres notablement plus élevés savoir : pour la première catégorie : 203 garçons, et 97 filles ; pour la deuxième catégorie : 306 garçons et 100 filles ; enfin, pour la troisième catégorie : 58 garçons et 24 filles. Il en résulte qu'en ne tenant compte que de la première et de la troisième catégories, les plus faciles à déterminer, on obtient déjà, pour les Bouches-du-Rhône, une proportion de 6,4 enfants arriérés pour dix mille habitants. Cette proportion s'élève à 8, 6 pour dix mille habitants dans le département de Vaucluse. On remarquera que cette différence est indiquée déjà dans le relevé des cas d'exemption pour cause de dégénérescence mentale.

Ce mode d'enquête aurait dû être appliqué à tous les départements intéressés, mais ces résultats justifient suffisamment notre projet. Il ne nous a pas paru nécessaire de créer plus de 500 places pour les deux sexes de notre futur établissement. Ce chiffre représente une population, qu'il y aurait quelqu'inconvénient à dépasser ; du reste, il doit pouvoir suffire aux besoins de la région.

Le plan que j'ai l'honneur de vous présenter est un schéma susceptible de modification dans sa forme générale ; mais il est établi selon les principes que M. le Docteur Bourneville nous indiquait tout à l'heure, savoir : qu'un établissement destiné au traitement et à l'éducation des enfants arriérés doit être à la fois une école primaire et professionnelle, un hospice et un hôpital. Il comprend en effet des pavillons à usage de dortoirs, répondant à un classement méthodique des différentes catégories d'enfants selon le sexe, l'âge et l'état physique ; des écoles, des ateliers, le service balnéo-hydrothérapique, les infirmeries, cuisines, réfectoires, services généraux, bâtiments de fermes, buanderie, etc. Comme disposition spéciale, je signalerai le réfectoire contigu à la cuisine et commun aux enfants valides des deux sexes. C'est une disposition habituelle dans les asiles d'aliénés d'Écosse et qui offre de réels avantages.

Les constructions couvrent une superficie de 7,000 mètres carrés et de 5 hectares, en y comprenant les jardins intérieurs, les cours et les préaux. Un domaine cultural de 15 à 20 hectares devra être exigé du département qui voudra posséder l'établissement sur son territoire.

Les devis de construction et d'aménagement s'élèvent à la somme de 950.000 francs, les dépenses annuelles sont évaluées à 200,000 francs, ce qui mettrait le prix de journée à 1 fr. 05. Telles sont nos prévisions budgétaires, qui ne nous semblent pas exagérées ; elles sont, en tout cas, susceptibles de quelques modifications.

Il me parait utile d'attirer l'attention du Congrès ur le caractère inter-départemental de ce projet. Il y a, en effet, le plus grand intérêt à grouper les enfants arriérés d'une région plus ou moins étendue, dans un établissement commun et indépendant d'un asile d'aliénés. C'était le vœu nettement formulé par le congrès de médecine mentale de Rouen. Cette opinion a prévalu au sein du conseil général de Vaucluse et tel a été aussi l'avis de la commission interdépartementale.

On pourrait objecter que, d'après notre enquête, le nombre des enfants arriérés est très élevé dans chacun des départements ; mais on sait bien qu'ils ne sont pas tous justiciables, au même titre, d'un traitement spécial, et que leur placement n'est pas toujours sollicité par les familles. Le nombre des enfants appelés à bénéficier de cette institution se trouvera ainsi considérablement réduit. Nous trouvons un exemple de cette situation dans l'hospitalisation des épileptiques du département des Bouches-du-Rhône. Il en résulte que le nombre des enfants arriérés, existant dans chaque département, ne justifierait pas une dépense. Il est plus avantageux de contribuer à la dépense d'un établissement régional que de créer un quartier spécial, avec l'aménagement qui nécessitent le traitement et l'éducation de cette catégorie de pensionnaires. Des considérations d'un autre ordre doivent faire éloigner ces enfants de l'asile d'aliénés, où les médecins ont beaucoup de peine à obtenir des améliorations pour le bien-être matériel et moral de ces malades et un aménagement des locaux permettant un classement méthodique.

Notre projet est encore à l'étude, il y a lieu d'espérer que cette création sera prochainement décidée. C'est pour nous une bonne fortune que le Congrès national d'assistance de Lyon ait mis la question des enfants arriérés à son ordre du jour. Les conclusions formulées par le savant rapporteur sont un appui sérieux et un précieux encouragement. En les adoptant, le Congrès donnera certainement une impulsion à l'œuvre qui intéresse notre région, et il assurera sa prompte réalisation.

M. Gaufrès. — Messieurs, ce n'est pas l'avis d'un spécialiste que je viens vous apporter, c'est l'indication d'un précédent qui ne se rapporte pas tout à fait aux clients de M. Bourneville, mais à d'autres clients qui ont besoin de la même protection : je parle des *enfants aveugles*. Il a été fondé par le département de la Seine, par l'initiative privée, l'école Braille (1). Ce sont des aveugles qui ont l'intel-

(1) En 1883, à l'occasion d'un *Rapport sur l'augmentation de la subvention en faveur de l'asile des jeunes garçons infirmes et pauvres de la rue Lecourbe,*

ligence ordinaire mais qui, par leur infirmité, ne peuvent pas être renvoyés dans la société après avoir reçu l'enseiseignement primaire et professionnel. Ils me semblent être dans la même situation morale que les arriérés, qui peuvent bien recevoir l'enseignement primaire et professionnel, mais qui ne peuvent pas non plus être lancés dans la société une fois instruits.

Le principe sur lequel on a fondé l'école Braille, à Paris, c'est de garder, autour de l'établissement d'instruction, les enfants adultes et de leur créer là ce travail. J'ai fait longtemps partie de la commission de surveillance et nous donnons à ces enfants un enseignement appropié, sur lequel je n'insiste pas. Quand ils ont l'âge d'être apprentis ou ouvriers, ils pratiquent, dans les environs et sous les auspices de l'école Braille, les métiers qu'on leur a appris couronnes de perles, fabrication de chaises, etc....

Il me semble qu'il y a là, pour l'éducation relative aux arriérés et aux idiots, une organisation qui pourrait être utile, et on aurait auprès de M. Péphau des renseignements très techniques.

Je voudrais soumettre une remarque, que je prie M. Bourneville de bien vouloir vérifier. Il me semble que les pays dans lesquels l'enseignement des arriérés et des idiots est le plus avancé sont les pays dans lesquels l'initiative privée est le plus développée, en Amérique en Allemagne, en Angleterre, en Suède et en Norwège. Est-ce que c'est vrai, M. Bourneville ? Je trouve que les initiateurs comme Séguin se rattachent à l'administration, comme M. Bourneville s'y rattache lui-même, et qu'ils font leur place très grande. Mais d'autres font, en dehors de l'administration, des établissements comme ceux d'Amérique, que vous nous avez si bien indiqués.

M. le Dr Bourneville. — Généralement, les asiles ont

---

fait au Conseil municipal le 21 mai 1883, nous avons émis le vœu, qui a été adopté par le Conseil « *qu'il soit créé un Institut municipal pour les enfants aveugles des deux sexes, âgés de moins de dix ans....* ». — Nous avons rappelé été commencés par l'initiative personnelle, mais, au bout d'un certain temps, ils sont devenus les établissements de comté ou d'État. C'est ce qui a eu lieu en Angleterre. Pour être édifié sur ce point il suffit de se reporter à la page 90.

En Allemagne, d'après les documents que j'ai analysés, il y a un grand nombre d'établissements dus à l'initiative privée et qui sont restés des établissements privés, mais le plus grand nombre sont subventionnés.

En Amérique, ce sont, pour la plupart, des établissements publics (10 publics et 9 privés). A l'origine, ils ont commencé de la façon suivante : l'État a voté un crédit pour organiser une *école d'essai*, puis l'année suivante, on a voté un nouveau crédit ; enfin, les essais ayant réussi, ces écoles ont été définitivement constituées en établissements d'État.

Dans les Pays Scandinaves, ces établissements émanaient de l'initiative privée ; mais ils ont reçu peu après des subventions. Ces établissements sont soumis au contrôle de l'État, c'est-à-dire qu'il y a des inspecteurs nommés par le roi, qui font des rapports annuels à l'autorité supérieure. Par conséquent, si l'initiative privée a joué un grand rôle, presque toujours l'intervention de l'État a dû se faire sentir, parce que ces établissements ne pouvaient pas vivre avec leurs propres ressources.

En Italie, c'est la même chose. Il y a un établissement privé près de Gênes, qui affirme que si l'Etat ne vient pas à son secours il ne pourra durer.

En somme, si l'initiative privée a eu sa part, la grande majorité des asiles-écoles pour les idiots sont des établissements publics. C'est ce qui devrait être la règle pour l'assistance publique.

---

ce vœu le 11 juin dans un *Rapport sur la création d'Instituts pour les rachitiques* et le 25 juin dans notre *Rapport sur la construction de la section des enfants idiots* (p. 23). II L'Institut que nous réclamions est devenu une réalité : c'est l'École Braille.

Sur un autre point des considérations développées par M. Gaufrès au sujet des aveugles, je dirai que, depuis plusieurs années, j'ai pu placer, aux environs de Bicêtre, des apprentis menuisiers et des apprentis cordonniers.

M. Gaufrès. — Un particulier qui a bon cœur et qui a une idée généreuse se met à la réalier en demandant le secours de l'État. Puis, ce qui a été un établissement particulier devient un établissement départemental. Si c'est là le commencement de l'établissement public, il faut essayer d'en faire naitre de cette façon. Une chose que nous faisons bien de faire, c'est de nous réunir, d'en parler et, par nos congrès, de propager ces idées. Mais il me semble que c'est une sorte de devoir pour nous qui voulons le développement de l'assistance publique. Je crois que pour cette partie comme pour toutes les autres parties de l'assistance, il faut tout d'abord faire appel au cœur des gens. Nos services d'assistance, comme nos autres services, sont trop ignorés du public, ils fonctionnent un peu dans le vide, ils n'ont pas assez de sympathie au dehors, et c'est parce que le public ne les connait pas assez. Il faut en parler sans cesse, et si l'opinion publique et la presse nous soutiennent, nous pourrons alors demander à l'État de nouvelles ressources pour créer de nouveaux établissements. J'émets donc le vœu de faire tout notre possible pour y intéresser le public, afin de forcer l'administration à marcher.

M. Le Dr Drouineau. — Avant de voter les conclusions de M. le docteur Bourneville, sur lesquelles il ne peut pas y avoir de discussion, il y a un point sur lequel je voudrais dire un mot. Les conclusions de M. Bourneville tendent à établir que les enfants idiots doivent être soignés dans des asiles d'aliénés ou dans des quartiers spéciaux. Par conséquent, dans sa pensée, c'est bien cette forme particulière de l'assistance hospitalière à laquelle il entend rattacher cette catégorie d'enfants. Je ne crois pas que, sur ce point, il y ait le moindre doute dans son esprit.

C'est aussi ce que je pense. Je voudrais que nous puissions bien spécifier ici que ce n'est pas à d'autres formes de l'assistance hospitalière qu'il faut s'adresser, et j'entends parler des hospices en général, parce que, comme l'a signalé M. Bourneville, il y a encore, dans nos hôpitaux de province, un certain nombre de ces enfants dont personne ne s'occupe et qui restent là, la moitié avec des femmes, la moitié avec des hommes, dans des conditions absolument désastreuses.

L'assistance hospitalière croit qu'elle doit s'en occuper, il n'est pas utile que ces enfants n'appartiennent pas à cette catégorie d'incurables et il arrive quelquefois que les établissements d'aliénés ne peuvent pas toujours les prendre. Alors il y a un doute dans l'esprit de ceux qui s'occupent d'une manière générale de ces questions d'assistance. Je crois qu'il faudrait dissiper ce doute. M. Bourneville a mené une très belle campagne avec une grande énergie. Je crois que, sur ce point, il ne sera pas mauvais de bien s'expliquer. Je dis cela devant M. Sabran, qui est disposé à faire un essai dans un hospice appartenant à l'assistance de Lyon, et je ne sais pas si l'exemple que nous allons avoir à Lyon, à l'hospice du Perron, ne va pas être un exemple fâcheux donné plus tard à d'autres établissements hospitaliers. Je crois qu'il n'est pas mauvais d'avoir des renseignements sur ce point.

M. le Dr Bourneville. — Il ne faut pas être trop absolu. L'idéal, c'est de faire des « asiles départementaux », mais tous les départements ne se ressemblent pas. Il faut tenir compte des difficultés et de l'état d'esprit actuel, encore peu favorable aux réformes hospitalières. C'est pourquoi j'ai approuvé les tentatives faites par des médecins et des conseils généraux pour créer des quartiers d'enfants annexés aux asiles. C'est pourquoi j'applaudis à la tentative de M. le Docteur Rey, pour créer un « asile-école interdépartemental », tout en étant convaincu que tous les départements ont malheureusement assez d'enfants idiots et épileptiques pour avoir à eux un asile-école de trois à cinq ou six-cents enfants.

Je ne vois pas non plus pourquoi, à Lyon, on ne ferait pas, « en raison de l'importance de la population lyonnaise », ce qui existe dans le département de la Seine, où il y a deux sections d'enfants, qui sont « des asiles-municipaux », dépendant de l'administration municipale, Bicêtre et la Salpêtrière, à côté de trois organismes qui dépendent de l'administration départementale, Vaucluse, Villejuif, et la fondation Vallée. Il ne faut pas que tout soit réglé suivant la même ligne dans tout les départements, parce que là où l'agglomération est puissante, elle peut faire face, municipalement, aux dépenses des malheureux dont elle a la charge. Je suis très heureux de l'initiative de M. Sabran en sa qualité d'aministrateur de l'assistance lyonnaise. Un tel projet, tenté par une petite ville, serait peut-être prétentieux, en tout cas coûteux, parce qu'il y aurait des dépenses hors de proportion avec les résultats. Personnellement, je suis heureux de voir l'administration des hospices de Lyon, projeter la création d'un asile-école, pour les enfants arriérés de Lyon, et cela d'autant plus que la visite que j'ai faite hier, à l'asile départemental des aliénés, m'a convaincu que, de longtemps, le conseil général du Rhône, qui laisse son asile dans de si tristes conditions, ne se montrera guère soucieux de l'hospitalisation, du traitement et de l'éducation des enfants idiots, arriérés et épileptiques.

M. Hermann Sabran. — Je crois que notre collègue, M. le docteur Drouineau, a parfaitement raison en principe. En principe, les services d'aliénation sont des services départementaux sous la direction de l'État. Donc, au point de vue des principes, votre thèse est irréfutable ; mais si la charge donnée aux départements est trop lourde pour leurs ressources ; si, malgré leur bonne volonté, les départements ne peuvent rien faire pour les épileptiques et les idiots, ne convient-il pas de solliciter de l'initiative privée le soin de faire, pour cette classe de malheureux, ce qui n'est fait par personne, parce qu'il vaut mieux que ce soit fait d'une façon irrégulière que pas du tout?

On a mis dans la langue administrative un mot que vous connaissez tous mieux que moi; on a distingué les épileptiques aliénés et les épileptiques non aliénés, bien que, d'après certains spécialistes, tous les épileptiques aient en eux un fond d'aliénation.

Nous aurons donc des aliénés et des non aliénés. Bref, il y a là un service à rendre à la société, il y a une œuvre à créer, qu'elle soit faite par l'initiative privée ou par les hôpitaux, avec le contrôle du corps médical et des autorités supérieures, je ne crois pas qu'il y ait d'inconvénient. L'essentiel est que, d'une façon ou de l'autre, on arrive à combler une lacune qui existe dans l'assistance.

M. le Dr Drouineau. — Je n'ai pas soulevé la question pour faire naitre des difficultés. Je ne demande pas mieux que de recevoir ces enfants à Lyon, on ne s'était pas occupé de ces enfants, croyez-vous que le département du Rhône n'aurait pas pu créer un quartier des idiots et des dégénérés et les mettre sous la surveillance, des médecins qui s'en occupent? Croyez-vous qu'à Lyon vous ne recevrez que les enfants du département du Rhône?

Un établissement qui aura été créé par le département pourra étendre ses admissions et offrira un peu plus de sécurité et un peu plus de garantie, et de même que les établissements interdépartementaux pourront recevoir une clientèle venant de plusieurs départements. C'est sur ce point particulier que je voulais appeler votre attention, parce qu'il me parait y avoir là un intérêt d'avenir.

M. le Dr Bourneville. — Dans cet asile futur que je voudrais voir créer le plus tôt possible, si le nombre des lits prévus par la ville de Lyon est trop considérable, la ville de Lyon ne demandera pas mieux, assurément, que de laisser des places à la disposition des malheureux enfants de certaines communes, à des conditions à discuter entre l'administration des hospices et les communes d'origine de ces enfants, de même que, dans les hospices de Lyon, on reçoit des personnes des communes du département dans des conditions déterminées d'un commun accord. J'ai confiance dans l'assistance publique de Lyon parce que j'en ai vu à la Charité, à l'Hôtel-Dieu, par ce qu'on m'en a dit; j'ai la conviction qu'elle n'est pas confinée en elle-même, qu'elle cherche, au contraire, à se rendre compte de ce qui se fait de bien ailleurs, à l'examiner et, ensuite, à l'appliquer au mieux des intérêts des malheureux de toutes catégories, sans exception, qu'il s'agisse des malade ordinaires ou des de ces parias qu'on appelle des filles-mères, des vénériennes, des aliénés, des épileptiques et des idiots. Je ne connais pas beaucoup d'établissements départementaux dans le Rhône, j'en connais un et cela me suffit. Je suis convaincu, je le répète, qu'il se passera bien des années avant que le conseil général du Rhône vote aucun crédit pour la création d'un asile-école pour les enfants atteints de maladies nerveuses et mentales.

M. Lefort. — Messieurs, nous avons voté, tout à l'heure, un vœu d'assistance obligatoire dans lequel il est dit : l'assistance publique à défaut d'autre assistance. Nous sommes très heureux d'avoir une initiative privée, comme celle de Lyon, pour la fondation d'un établissement et, par conséquent, je suis tout à fait partisan de la création d'un asile dans ces conditions à Lyon.

M. le Président. — Messieurs, je vais mettre aux voix les trois articles du vœu qui nous est présenté par M. le docteur Bourneville :

« 1° Que le Parlement vote, dans le plus bref délai pos-
« sible, le projet de loi tendant à la révision de la loi du
« 30 juin 1888 sur les aliénés, et adopte l'obligation de
« l'assistance des enfants idiots et dégénérés, inscrite

« dans l'art. 1er du projet de loi adopté par la commission
« de la chambre des députés. — Adopté (1).

« 2° Qu'il soit donné suite, par les administrations préfectorales, aux vœux adoptés par les conseils généraux « d'un certain nombre de départements tendant, dès « maintenant, à la création d'asiles interdépartementaux, « ou de quartiers spéciaux pour cette catégorie d'enfants « anormaux. — Adopté.

« 3° Adresse ses félicitations aux conseils généraux, aux « administrations départementales et aux médecins-directeurs d'asiles qui ont pris l'initiative, avant le vote « définitif de la loi, de la création de quartiers ou d'asiles « spéciaux pour les enfants. — Adopté ».

La séance est levée à 5 heures.

---

(1) Le *Congrès national de l'éducation phisique*, tenu à Bordeaux en 1893 a émis entre autres vœux le suivant : « Que, soit avec le concours de l'Etat, des municipalités ou de l'initiative privée, des établissements médico-pédagogiques soient fondés en vue du traitement et de l'éducation des enfants arriérés et nerveux des deux sexes, ainsi qu'il en existe déjà à Bicêtre, Vitry, Eaubonne, la Force, etc., etc., et cela au même titre que les établissements de sourds-muets ou de jeunes aveugles. » (*Note de la 2e édition.*)

TROISIÈME PARTIE

—

Traitement médico-pédagogique

CONSIDÉRATIONS SOMMAIRES

SUR LE

TRAITEMENT MÉDICO-PÉDAGOGIQUE

DE L'IDIOTIE

I.

Comme il faut avoir un point de départ, et sans avoir la prétention d'innover, nous définirons, faute de mieux, l'idiotie de la manière suivante : *L'idiotie consiste en un arrêt de développement congénital ou acquis des facultés intellectuelles, morales, et affectives, accompagné ou non de troubles moteurs et de perversion des instincts.*

En réalité, l'idiotie ne constitue pas une entité morbide. C'est la conséquence d'un certain nombre de maladies de l'encéphale, de même que la démence symptomatique est l'aboutissant d'un certain nombre de maladies mentales.

Au point de vue *clinique*, la plupart des auteurs reconnaissent les *variétés* suivantes : idiotie profonde, idiotie simple, imbécillité prononcée, imbécillité simple (fatuité, niaiserie, etc.), ou arriération intellectuelle, ou encore débilité mentale. Sauf pour les degrés extrêmes, la limite entre chacune de ces variétés est difficile à établir. On peut distinguer aussi l'imbécillité morale ou l'instabilité mentale, dans laquelle les facultés intellectuelles peuvent être plus ou moins respectées et parfois même indemnes.

Sous le rapport *anatomo-pathologique*, nous avons l'habitude, quant à présent, de classer ainsi les *idioties* :

1° *Idiotie symptomatique de l'hydrocéphalie* ou *idiotie hydrocéphalique* ;

2° *Idiotie symptomatique de microcéphalie* ou *idiotie microcéphalique*, due à un arrêt de développement des circonvolutions.

3° *Idiotie symptomatique d'une malformation congénitale du cerveau* (porencéphalie vraie, absence du corps calleux) *ou d'une malformation pathologique* (pseudo-kystes, foyers ocreux, pseudo-porencéphalie, etc.).

4° *Idiotie symptomatique de sclérose hypertropique* ou *tubéreuse* ;

5° *Idiotie symptomatique de sclérose atrophique : a)* sclérose des deux hémisphères ou d'un hémisphère ; *b)* sclérose d'un lobe du cerveau ; *c)* sclérose de circonvolutions isolées ; *d)* sclérose chagrinée du cerveau ;

6° *Idiotie symptomatique de méningite* ou *de méningo-encéphalite chronique* ou *idiotie méningitique* ;

7° *Idiotie avec cachexie pachydermique* ou *idiotie myxœdémateuse*, liée à l'absence de la glande thyroïde ;

8° *Idiotie symptomatique de tumeurs de l'encéphale.*

Il ne s'agit là que d'un essai. Le temps n'est peut-être pas encore venu d'une classification définitive. Toutefois, l'*idiotie hydrocéphalique* et l'*idiotie myxœdémateuse* ou *symptomatique de cachexie pachydermique* ont, dès maintenant, des caractères parfaitement tranchés.

L'*idiotie méningitique* ou *méningo-encéphalique* commence aussi à avoir son tableau clinique moins confus.

II.

L'*hospitalisation* des enfants idiots parait avoir commencé lors de la création des hôpitaux généraux, vers 1656. En effet, Bicêtre et la Salpêtrière, les deux principaux établissements de l'Hôpital général de Paris, en ont contenu, semble-t-il, dès l'origine un certain nombre. Il y en avait aussi à l'ancien hospice des Incurables jusqu'en 1842, où ils ont été réunis à ceux de Bicêtre. Sauf le département de la Seine qui, en 1878, quand a été publié le dernier Rapport général du service de l'inspection, avait une sous-section d'enfants à Bicêtre et à la Salpêtrière, et le département du Nord, ou l'asile *privé* de Lommelet hospitalisait environ 100 enfants (?), la plupart des autres départements n'ouvraient que difficilement leurs portes à ces malheureux. Ils y étaient d'ailleurs mélangés le plus souvent aux adultes, sans aucun traitement spécial.

En 1876, le département de la Seine créa une colonie annexe de l'asile de Vaucluse, destinée surtout aux enfants les moins déshérités, âgés de sept à huit ans, mais c'est à partir de 1878 que le Conseil général de ce département, à la suite des rapports que nous lui avons présentés au nom de sa troisième commission, a transformé en quelque sorte l'assistance des enfants idiots : amélioration et agrandissement de la section des enfants de la Salpêtrière ; séparation des enfants des adultes à Bicêtre et construction pour eux, d'après le programme que nous avons élaboré, d'une section distincte; affectation d'un quartier de l'asile de Villejuif aux petites filles idiotes; organisation de la fondation Vallée, à Gentilly (1890) également pour les filles; agrandissement, en cours d'exécution, de la colonie de Vaucluse. De telle sorte que, aujourd'hui, le département de la Seine hospitalise près de *mille* enfants idiots et épileptiques des deux sexes. Raconter, même brièvement, toutes les difficultés qu'a rencontrées cette réforme nous entrainerait beaucoup trop loin. Nous nous bornerons à rappeler que la création et l'organisation de notre section de Bicêtre, visitée par un nombre considérable de médecins français et étrangers, entre autres par les membres des *Congrès internationaux d'assistance publique* et de *médecine mentale* de 1889, ont été le point de départ d'un mouvement, surtout en France, en faveur de l'assistance des enfants idiots (1). Ce sont elles aussi qui nous ont servi d'arguments de fait pour obtenir de la commission parlementaire chargée, en 1889, de l'examen du projet de loi portant révision de la loi du 30 juin 1838 sur les aliénés, l'inscription dans la future loi d'un article consacrant l'obligation de cette assistance pour les enfants. Cet article a été reproduit par M. Reinach dans sa proposition et par le rapporteur, M. le Dr Lafont, au cours de la dernière législature. Devançant le législateur peu pressé, un grand nombre médecins des asiles ou de médecins conseillers généraux ont soulevé la question dans un nombre déjà assez considérable de départements. Quelques-uns mêmes sont passés de la théorie à la pratique et ont fait créer de petits quartiers, parfaitement séparés, pour les enfants.

III.

Le TRAITEMENT MÉDICO-PÉDAGOGIQUE de l'idiotie date en réalité d'Itard. Il fut amené à s'en occuper à l'occasion d'un enfant, trouvé errant dans les bois, et qu'on a désigné sous le nom de *sauvage de l'Aveyron*. En 1824, Belhomme, interne d'Esquirol à la Salpêtrière, a tenté l'éducation d'un certain nombre d'idiotes de son service et montré que l'éducation était possible. Quatre ans plus tard, Ferrus organisa à Bicêtre une sorte d'école, où chaque matin et

---

(1) Depuis bien longtemps plusieurs pays, notamment les États-Unis et l'Angleterre, possèdent de nombreux asiles pour les enfants idiots des deux sexes.

dans le courant de la journée, il faisait conduire les enfants et les adolescents qui paraissaient lui offrir quelques ressources dans l'esprit. En 1831, l'exemple donné par Ferrus fut suivi à la Salpêtrière par J.-P. Falret. Peu de temps après, Félix Voisin fonda (1834) pour ces enfants un *établissement orthophrénique*, qui, malheureusement, ne dura que quelques années.

A part F. Voisin, qui a esseyé d'indiquer quel était le meilleur mode d'éducation qu'il fallait adopter pour les enfants qui sortent de la ligne ordinaire, aucun auteur n'avait décrit les méthodes et les procédés qu'il convient d'employer dans le traitement et l'éducation des enfants idiots. C'est à E. Seguin, élève d'Itard, que nous devons la première et la meilleure méthode. Il l'a formulée brièvement pour la première fois en 1838 (1); puis, après l'avoir développée successivement dans des publications ultérieures (2), il l'a décrite d'une manière complète dans son admirable livre intitulé : *Traitement moral, hygiène et éducation des idiots*, paru en 1846. Le but qu'il se propose, c'est de conduire l'enfant, comme par la main, de l'éducation du système musculaire à celle du système nerveux et des sens, de celle des sens aux notions, des notions aux idées, des idées à la moralité.

De là tout un système d'éducation et de traitement, comprenant des méthodes et une foule de procédés ingénieux, variés avec les cas, qu'il a exposés, en les justifiant par des faits, dans la troisième partie de son ouvrage.

IV.

Le *traitement médico-pédagogique* que nous employons dans notre service de Bicêtre, et dont nous allons donner

---

(1) *Résumé de ce que nous avons fait pendant quatorze mois*, Esquirol et Séguin ; 1838.

(2) *Conseils à M. O*** sur l'éducation de son enfant idiot*. Paris 1839. — *Théorie et pratique de l'éducation des idiots*. Paris, 1841-42. — Hygiène et éducation des idiots (*Annales d'hygiène publique*, 1843).

non pas une description complète mais simplement *un aperçu sommaire*, en nous limitant à quelques-uns des principaux points, comprend à peu près toutes les méthodes et tous les procédés d'E. Séguin, complétés ou perfectionnés sur différents points, et, qu'on nous passe l'expression, davantage médicalisés, en nous inspirant des idées formulées par l'un de ceux qui, après Séguin, se sont le plus sérieusement occupés du traitement de l'idiotie. Nous voulons parler de M. Delasiauve.

Une question pratique se pose immédiatement et nous devons y repondre de suite : *A quelle époque doit commencer le traitement* ? Selon nous, il doit être entrepris aussitôt ou à peu près aussitôt que l'on a constaté *les premiers signes de l'idiotie*. Les organes, en effet, sont d'autant plus flexibles et l'imitation d'autant moins difficile que l'enfant est plus jeune. Telle a été l'opinion de la plupart des médecins qui se sont occupés de la question, en tête desquels se place Itard. L'Administration semble l'avoir compris puisqu'elle autorise, de longue date, l'admission des enfants idiots à Bicètre et à la Salpêtrière dès deux ans.

Supposons qu'il s'agisse d'un enfant atteint d'*idiotie complète*, c'est-à-dire ne sachant pas marcher, ni se servir de ses mains, gâteux, dépourvu d'attention et ne sachant point parler, et appliquons-lui les différents procédés qui constituent le *traitement médico-pédagogique*.

A. *Éducation de la marche*. — Les différentes jointures des membres inférieurs sont soumises à des exercices de flexion et d'extension alternatives ; les muscles sont massés doucement, les membres sont soumis à des frictions stimulantes. L'enfant est placé sur un fauteuil-balançoire particulier ; les jambes, allongées, vont frapper sur une planche verticale, formant une sorte de tremplin (*Fig.* 1). Cet exercice donne de la souplesse, de l'élasticité, de la force aux membres inférieurs. Au bout de quelques jours, l'enfant s'y habitue et le plaisir qu'il éprouve à se balancer compense peu à peu l'ennui du tremplin.

Puis l'enfant est exercé à se tenir debout, soutenu sous les bras ou placé dans des barres parallèles (*Fig.* 2), où on le laisse un temps de plus en plus long. Ceci obtenu,

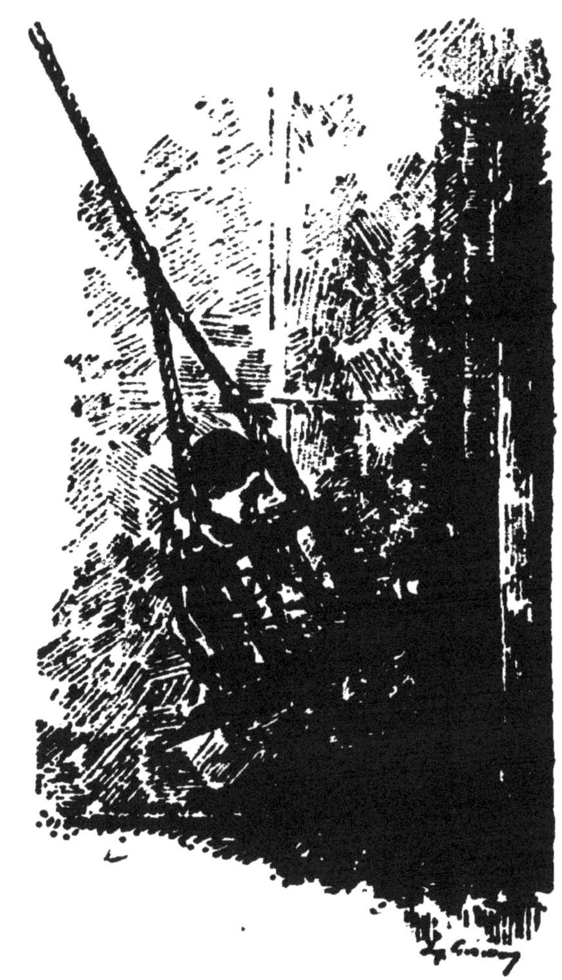

Fig. 1. — Balançoire-tremplin.

on lui apprend, toujours en le maintenant, à sauter sur place, à faire de petits pas. Dès qu'il commence à marcher, on le met dans un chariot proportionné à sa taille et on multiplie les exercices de marche. On l'exerce à sauter, monter et à descendre un escalier, à l'aide d'un escabeau (*Fig.* 3).

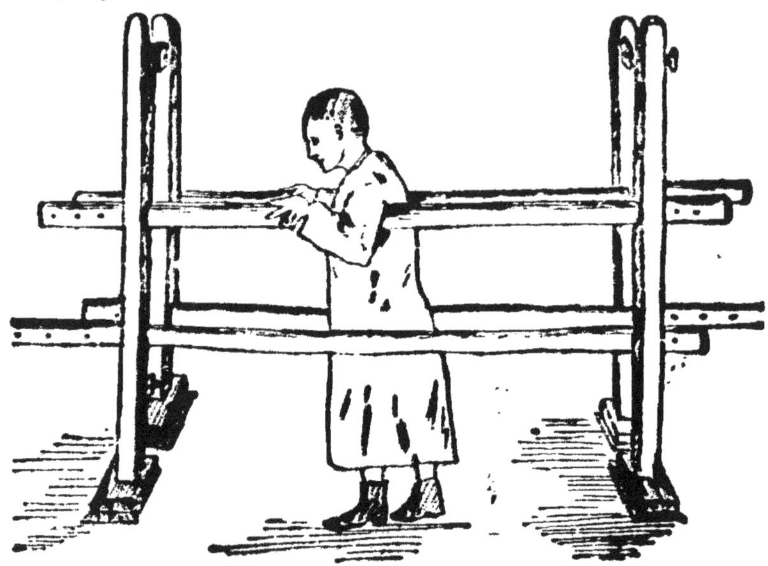

g. 2. — *Barres parallèles.* Elles peuvent être relevées ou abaissées suivant la taille des enfants, rapprochées ou écartées suivant la largeur du corps.

B. *Éducation de la main.* — L'enfant que nous avons

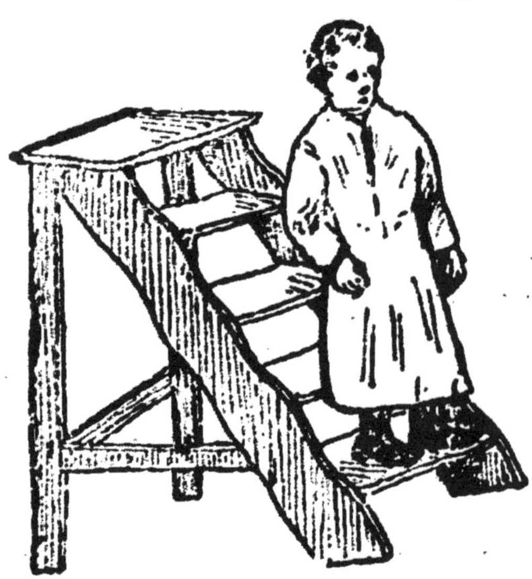

g. 3. — *Escabeau* servant à apprendre aux enfants à *monter et descendre les escaliers* et à *sauter.*

ici comme type ne sait pas se servir de ses mains, n'oppose pas le pouce aux autres doigts, laisse échapper les objets qu'on veut lui faire saisir. Pour remédier à cette impuissance absolue, nous avons recours à de nombreux moyens. Voici quelques-uns d'entre-eux :

a) Nous le soumettons d'abord à la gymnastique Pichery, en débutant par les *exercices des échelles*. On fait saisir un échelon de chaque main, en ayant soin de main-

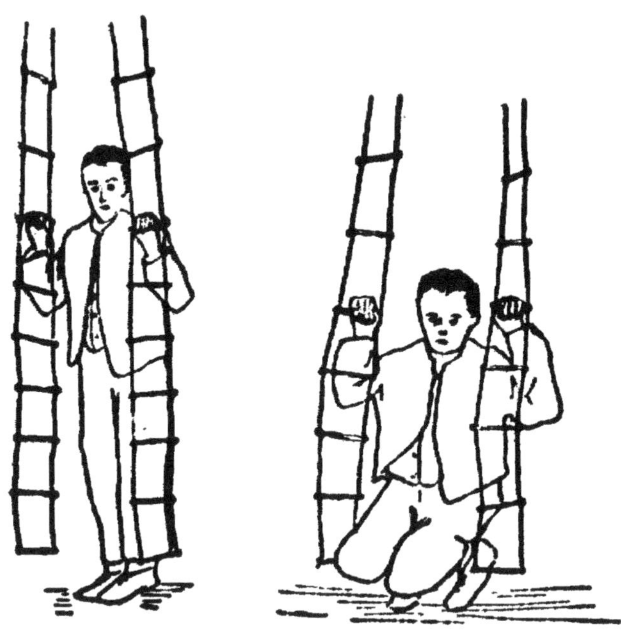

Fig. 4. — En position, debout.

Fig. 5 — Assis.

tenir le pouce en dessous, car notre enfant applique *tous* ses doigts sur la partie supérieure de l'échelon. La maîtresse — pour ces enfants nous nous servons de préférence d'institutrices ou mieux de surveillantes ou d'infirmières-institutrices — maintient avec ses mains les mains de l'enfant. Alors, on lui fait exécuter différents mouvements : en position et debout (*Fig.* 4), assis (*Fig.* 5), en avant (*Fig.* 6), en arrière (*Fig.* 7). Outre que cette gymnastique sert à l'éducation de la main, elle enseigne au malade un certain nombre de notions : assis, debout, en avant, en arrière, en position. Et comme ces mots sont répétés par la maitresse, répétés par des enfants plus avancés qui fonctionnent en même temps, ces exercices servent, par imitation, à l'*éducation de la parole*. Ils complètent l'*éducation de la marche*, et augmentent la *force musculaire*.

Quand l'enfant a appris ces exercices élémentaires, on lui enseigne les mouvements d'extension du corps en

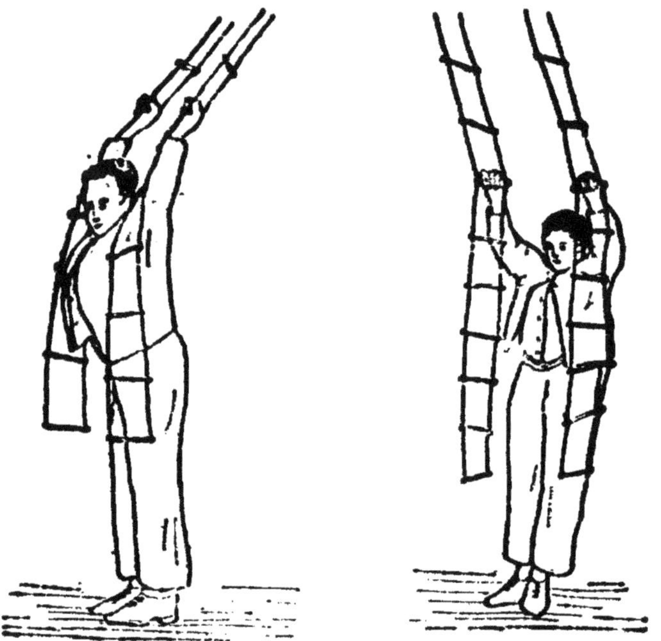

Fig. 6. — En avant. *Fig.* 7. — En arrière.

vant (*Fig.* 8) et en arrière (*Fig.* 9), la pointe des pieds u les talons reposant sur le sol, ou les mêmes mouveents les pieds étant fixés sur le premier échelon de chaue échelle. Viennent ensuite des mouvements plus comliqués (*Fig.* 10, 11 et 12). Enfin, on a recours aux *ressorts* vec lesquels on exécute une partie des mouvements ont nous venons de parler (*Fig.* 13, 14 et 15).....

b) Parallèlement, l'enfant est exercé à tenir des bâtonnets de 10 centimètres de longueur, de 2 centimètres, de 1 centimètre, de 5 millimètres de diamètre, etc., ou des planchettes d'épaisseur variable, ou des boules (*Fig.* 16), de 4, 3, 2, 1 centimètre de diamètre, de façon à exercer tous les muscles des doigts et de la main........

C. *Éducation du sens du toucher.* — Déjà les exercices précédents ont rendu la main plus habile et l'ont préparée à acquérir des notions plus délicates Voici quelques-uns des moyens employés dans ce but : on plonge la main dans de l'eau froide, tiède ou chaude (notion de température) ; on fait passer la pulpe des doigts sur une surface rugueuse et une surface très douce (*Fig.* 17), puis sur des surfaces intermédiaires (gros drap, soie, bois, etc.) ; on fait *toucher des étoffes* diverses, en commençant par les plus visibles qui sollicitent l'attention (*Cahier des étoffes*).

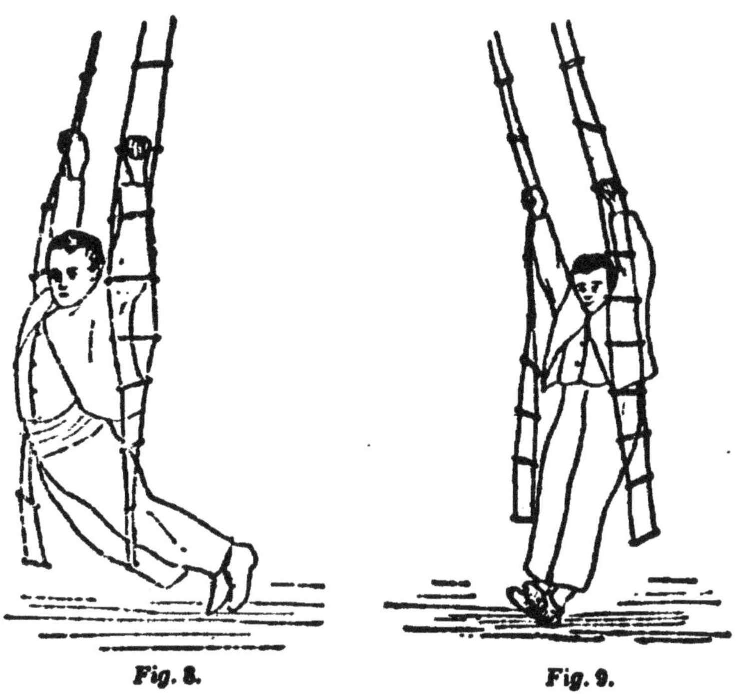

Fig. 8. *Fig.* 9.

On apprend à l'enfant à *boutonner* en se servant de

deux bandes de drap, l'une percée de larges boutonnières, l'autre munie de gros boutons ; à *lacer* au moyen d'une bottine dont les œillières ont près d'un centimètre de diamètre et sont alternativement entourées de cuir rouge et bleu ; à *nouer* à l'aide d'une planchette sur laquelle, sont disposés des cordons de plusieurs couleurs, etc., etc.

D. *De l'attention.* — Le défaut d'attention chez l'idiot est lié à l'inconscience du danger, à l'absence de l'instinct de conservation. L'absence d'attention est un des princi-

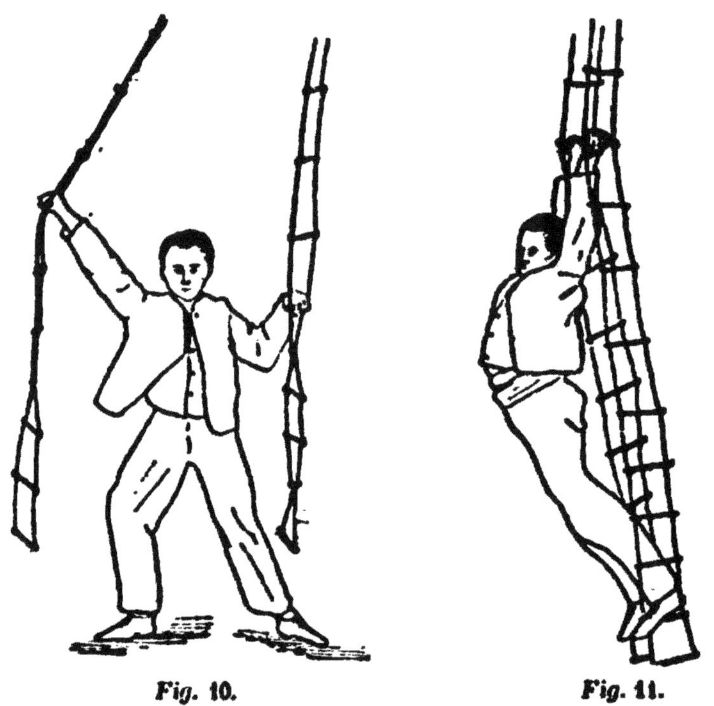

Fig. 10. *Fig. 11.*

paux caractères de l'idiotie complète, si ce n'est le caractère le plus important (1). Douer d'attention l'idiot absolument inattentif, c'est réaliser, pour son éducation, un progrès inconstestable. Cette inattention est telle parfois que les idiots n'ont même pas l'impression d'un aliment à sai-

(1) C'est ce qui a conduit l'un de nos élèves, M. le Dr Sollier, à tenter d'établir une classification des *idioties* en s'appuyant sur *l'attention*. (*Psychologie de l'idiot*, p. 20).

sir pour satisfaire le besoin de la faim, d'un danger à écarter pour défendre leur existence. Cette inattention n'existe pas seulement pour la vue, mais encore pour l'ouie, ce qui est moins frappant : tel idiot se retourne au bruit connu, causé par la mise du couvert, indice prochain du repas, qui ne réagira pas sous l'influence d'un bruit beaucoup plus fort, d'un coup de révolver par exemple ou d'une interpellation énergique.

Dans le cas d'inattention absolue, on a recours à des

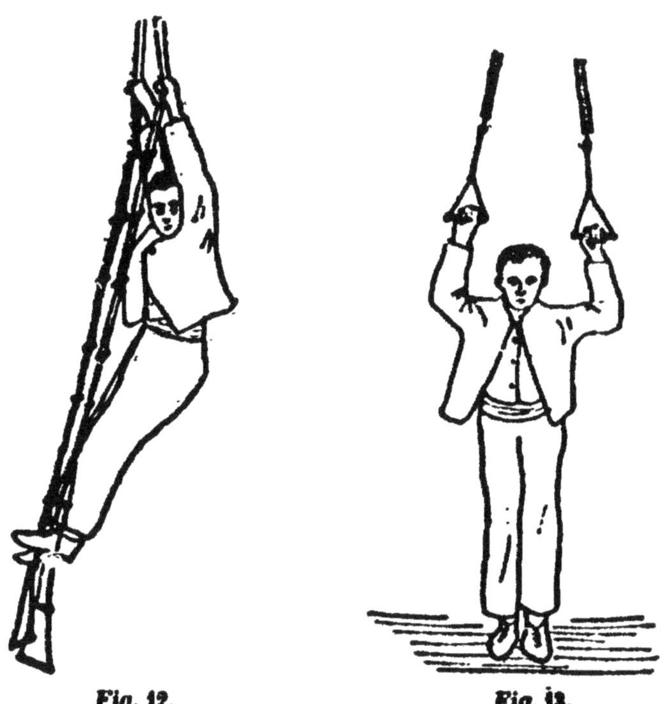

Fig. 12. *Fig.* 13.

boules ou sphères brillantes, à des morceaux d'étoffes aux couleurs éclatantes, au rayon lumineux qu'on fait entrer dans une chambre noire, à la lanterne magique, aux projections à la lumière oxydrique, à la fixation prolongée du regard, etc. Il faut souvent continuer ces exercices pendant des mois avant d'arriver à fixer enfin l'attention de l'enfant.

E. *Éducation de la main et de l'œil.* — Tous les moyens

mis en œuvre pour l'éducation de la main ont déjà contribué à l'éducation du sens de la vue. Nous les complétons par d'autres, empruntés aux jeux, où les deux sens interviennent activement : jeux de balles, de passe-boules, de tonneau, de boules, de volants, de grâces, de croquets, etc. L'exercice de la brouette, des briquettes en bois qu'on place à plat, verticalement, obliquement en exerçant l'enfant à procéder de même, à imiter le maitre ou dont on se sert encore pour faire de petites constructions, etc., nous

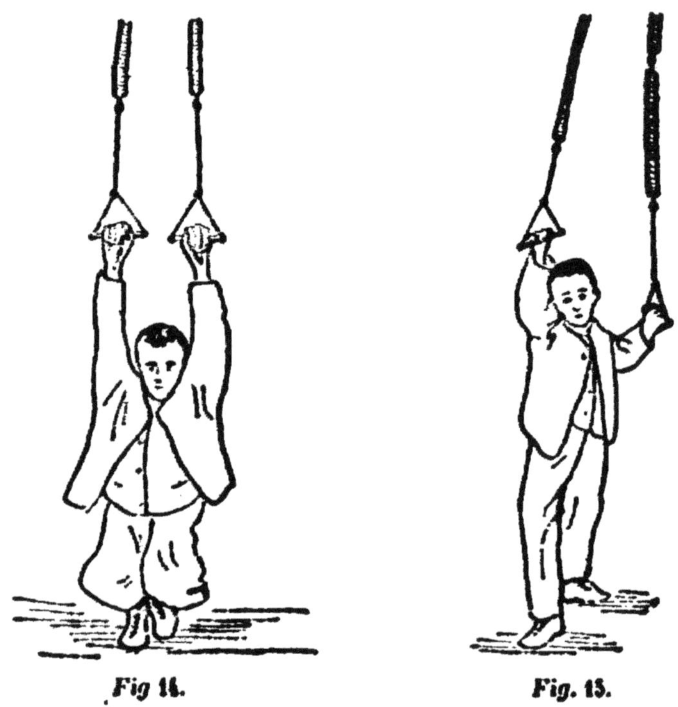

Fig 14. *Fig. 15.*

rendent aussi de réels services. Il en est de même des objets représentés sur la *Figure* 18 : 1° un bâton avec poignée sur lequel l'enfant est dressé à enfiler des boules en bois, colorées ou non, semblables à celles du boulier classique ; 2° une grosse aiguille de bois avec un large chas permettant l'introduction de la corde à store ; 3° une autre aiguille en bois plus petite, avec un chas plus étroit laissant passer facilement le fil de fouet ; 4° une alène dont la pointe a été émoussée ; 5° un passe-lacet ; 6° des aiguilles de plus en plus petites. L'ensemble de ces objets permet

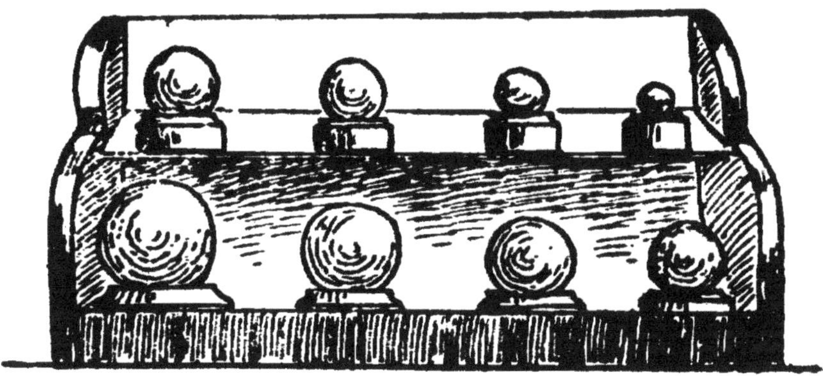

Fig. 16.

des exercices très intéressants au point de vue de l'édu-

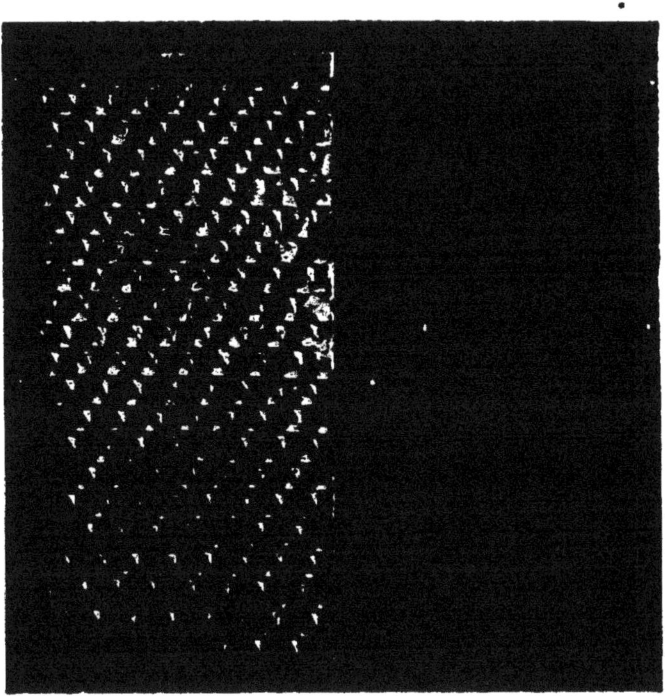

Fig. 17. — A gauche, surface métallique rugueuse comme une râpe ; à droite, morceau de velours.

cation de l'œil, de la main, et de l'attention. Il nous aide à préparer les enfants aux travaux de couture.....

F. *Éducation de l'ouïe, de l'odorat et du goût.* — Ces sens sont l'objet de soins analogues aux sens du toucher

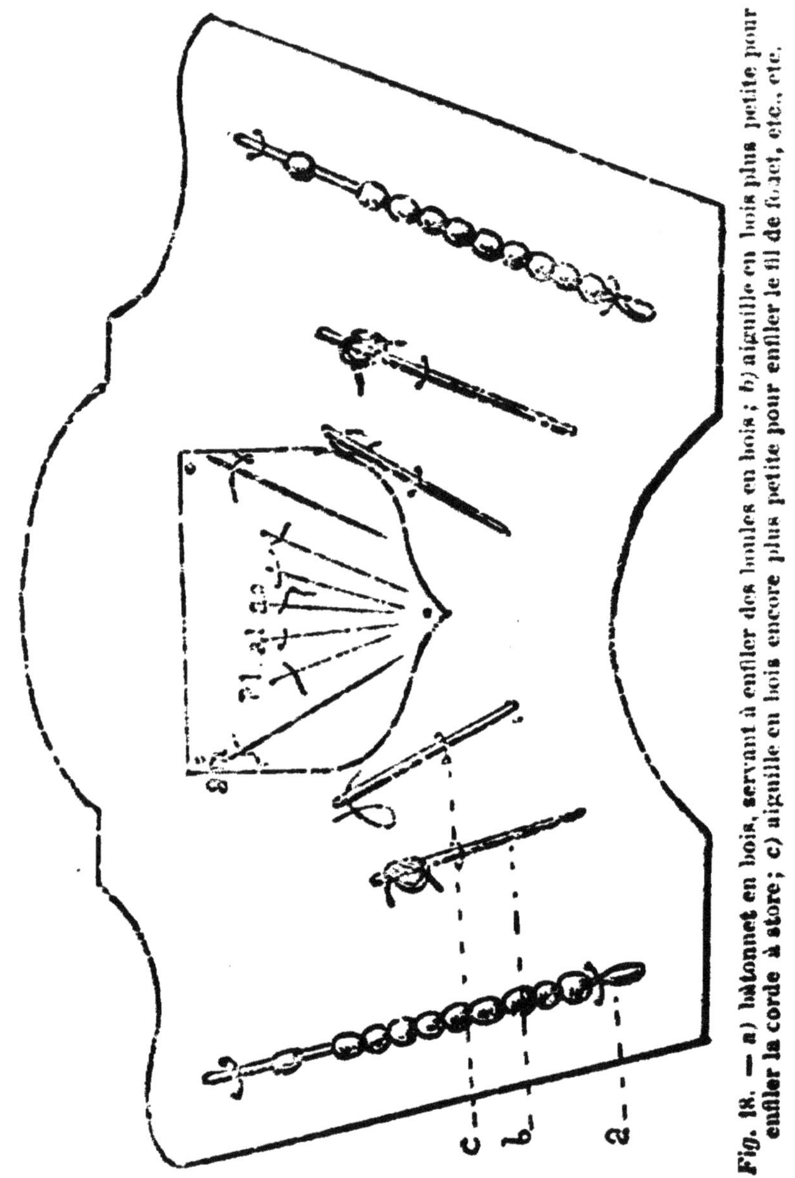

Fig. 18. — a) batonnet en bois, servant à enfiler des boules en bois ; b) aiguille en bois plus petite pour enfiler la corde à store ; c) aiguille en bois encore plus petite pour enfiler le fil de fouet, etc., etc.

et de la vue. Les moyens employés sont très variés ; ce que nous avons dit des deux premiers suffit pour que le médecin se rende compte de l'éducation des autres.... (1).

G. *Traitement des troubles de la digestion.* — Souvent, les idiots bavent, laissent leur bouche plus ou moins entr'ouverte, sucent leurs doigts, ne savent pas se servir de la cuiller, de la fourchette, du couteau, ruminent et sont gâteux. Tous ces accidents sont l'objet d'un traitement particulier.

Ainsi, pour déterminer l'occlusion de la bouche, supprimer la bave, nous plaçons dans la bouche de l'enfant

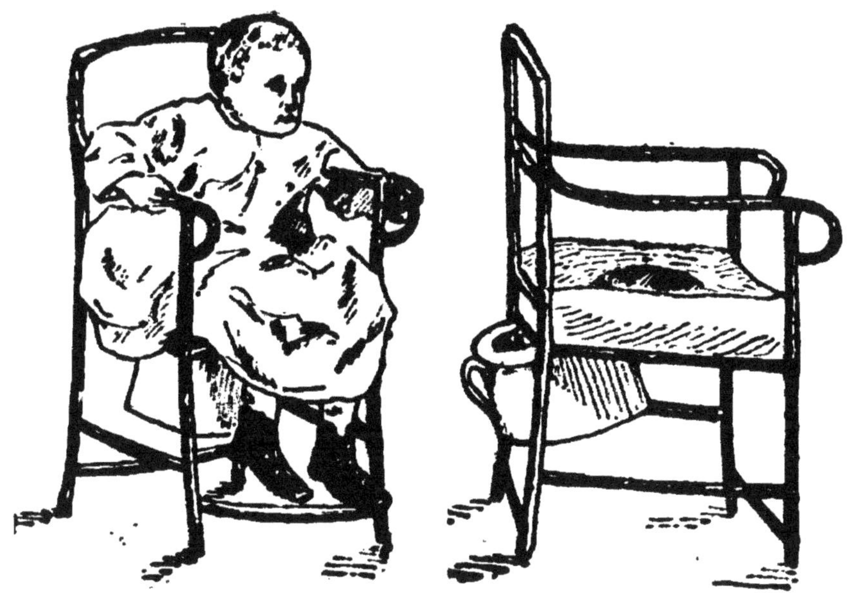

Fig. 19 et 20. — Fauteuils de gâteux.

des bâtonnets de réglisse, nous électrisons l'orbiculaire des lèvres.

Au réfectoire, on apprend aux enfants à se servir de la cuiller, de la fourchette, puis du couteau. Pour atténuer les inconvénients du gâtisme en ce qui concerne les idiots qui ne marchent pas ou commencent à peine à marcher, nous avons fait remplacer les anciens fauteuils avec alèze

(1) Nous laissons de coté l'*éducation de la parole* dont l'exposé, pour être clair, exige un article spécial. (Voir p. 243).

par des chaises percées recouvertes d'un coussinet munies d'un vase qui se retire facilement (*Fig.* 19 et 20).

Quant aux idiots valides, ils sont placés sur des siéges particuliers, largement approvisionnés d'eau, au lever, après chaque repas, au coucher et au milieu de la nuit. Le personnel doit s'ingénier à reconnaitre les signes qui, chez ces malades, annoncent quelquefois le besoin. Grâce à cette pratique, tous les jours on fait une économie

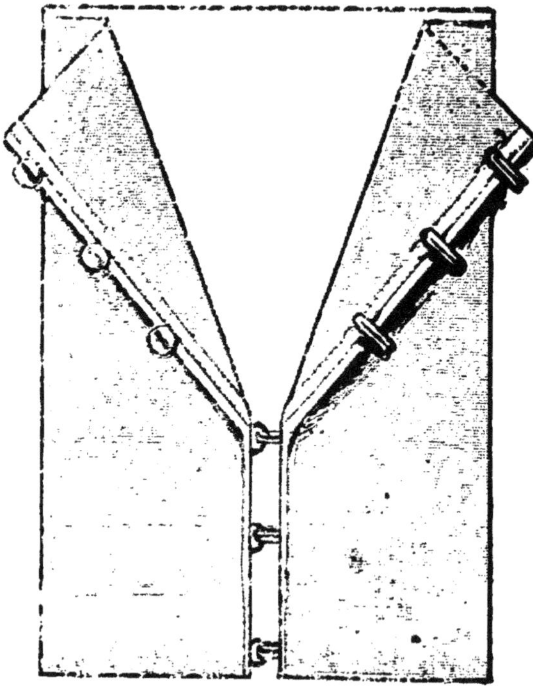

Fig. 21. — Agrafement.

importante de linge et chaque année on rend propres un certain nombre d'enfants.

II. *Soins de propreté, habillement.* — Une bonne installation de lavabos permet d'apprendre aux enfants à laver leurs mains et leur visage. Les divers procédés mis en œuvre pour leur apprendre à se nettoyer et surtout à s'habiller, contribuent en même temps à l'éducation de la main, au perfectionnement du sens du toucher.

En outre des procédés que nous avons déjà signalés, on se sert, surtout pour les filles, du petit appareil repré-

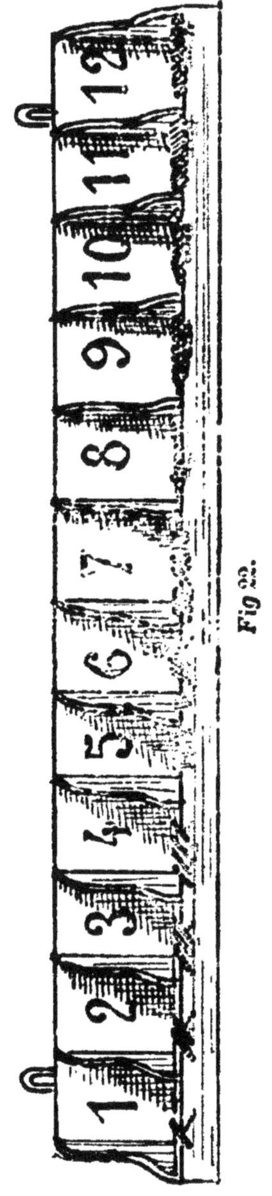

Fig 22

senté sur la *figure* 21, destiné à leur enseigner à agrafer; on se sert d'un *mannequin*, pour l'habillement complet; puis, les plus avancées servent de moniteurs aux autres.

Les enfants sont exercés à brosser et ranger leurs habits, à cirer leurs souliers, à faire leur lit, etc.

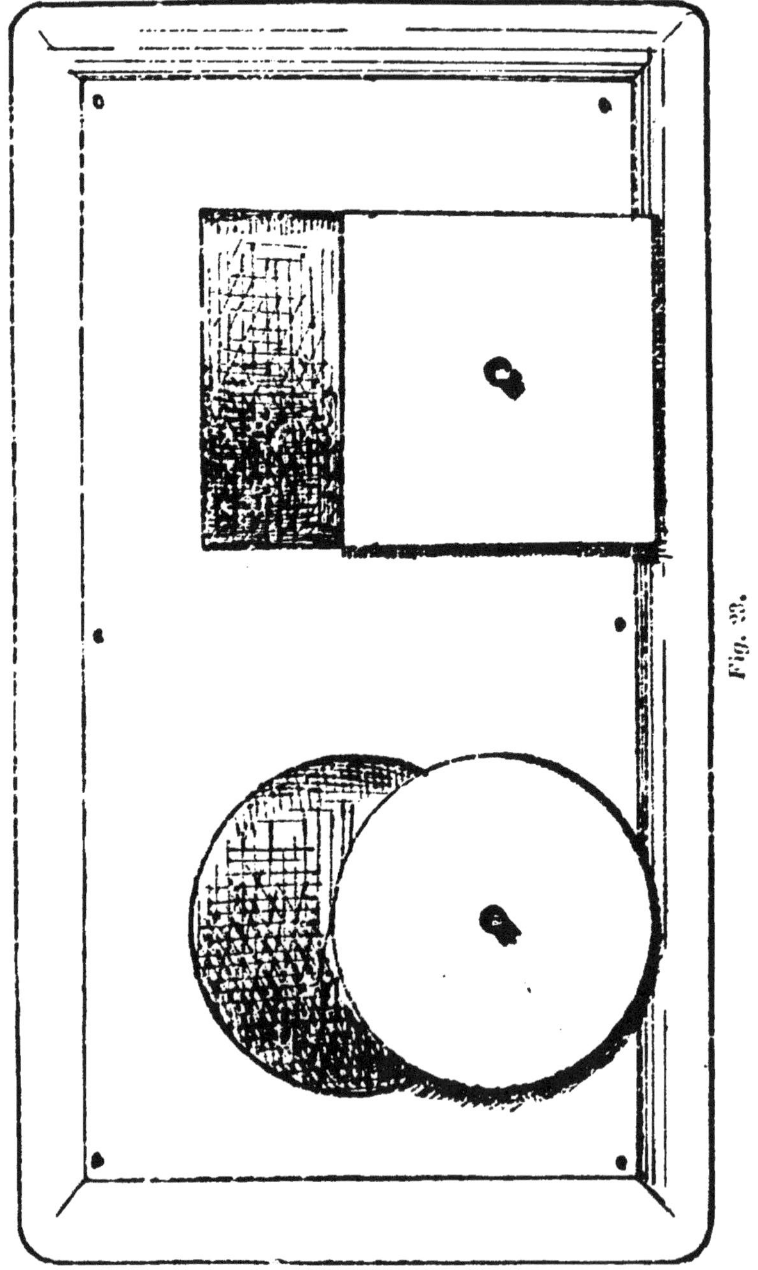

Fig. 33.

I. *Enseignement primaire.* — A cet égard, nous nous bornerons à une simple énumération : 1° Nous nous servons de lettres imprimées en noir, de 12 centimètres de hauteur, sur lesquelles les enfants placent des lettres en bois de mêmes dimensions ; 2° des mêmes feuilles où les consonnes sont en noir, les voyelles en rouge, et les mêmes lettres en bois, noires et rouges ; 3° puis nous employons des lettres de 6 cent. de hauteur ; 4° nous passons aux alphabets ordinaires utilisant, de préférence,

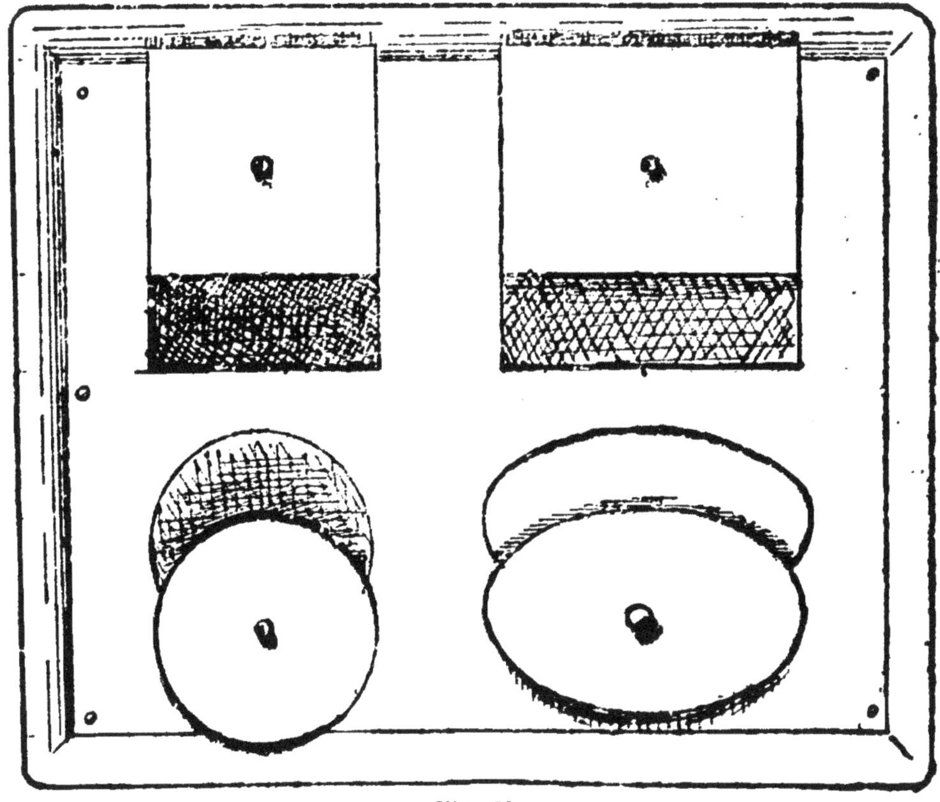

Fig. 24.

le syllabaire Regimbeau ; 5° nous reproduisons, devant un groupe d'enfants, par les projections, les lettres d'abord, les mots ensuite, et nous les leur faisons répéter tous en chœur. Cet exercice collectif, où l'imitation joue un grand rôle, contribue, — comme les exercices de la gymnastique Pichery — au développement de la parole...

Les premières notions qu'on tâche d'inculquer aux

enfants sont relatives à eux-mêmes et aux objets qui les

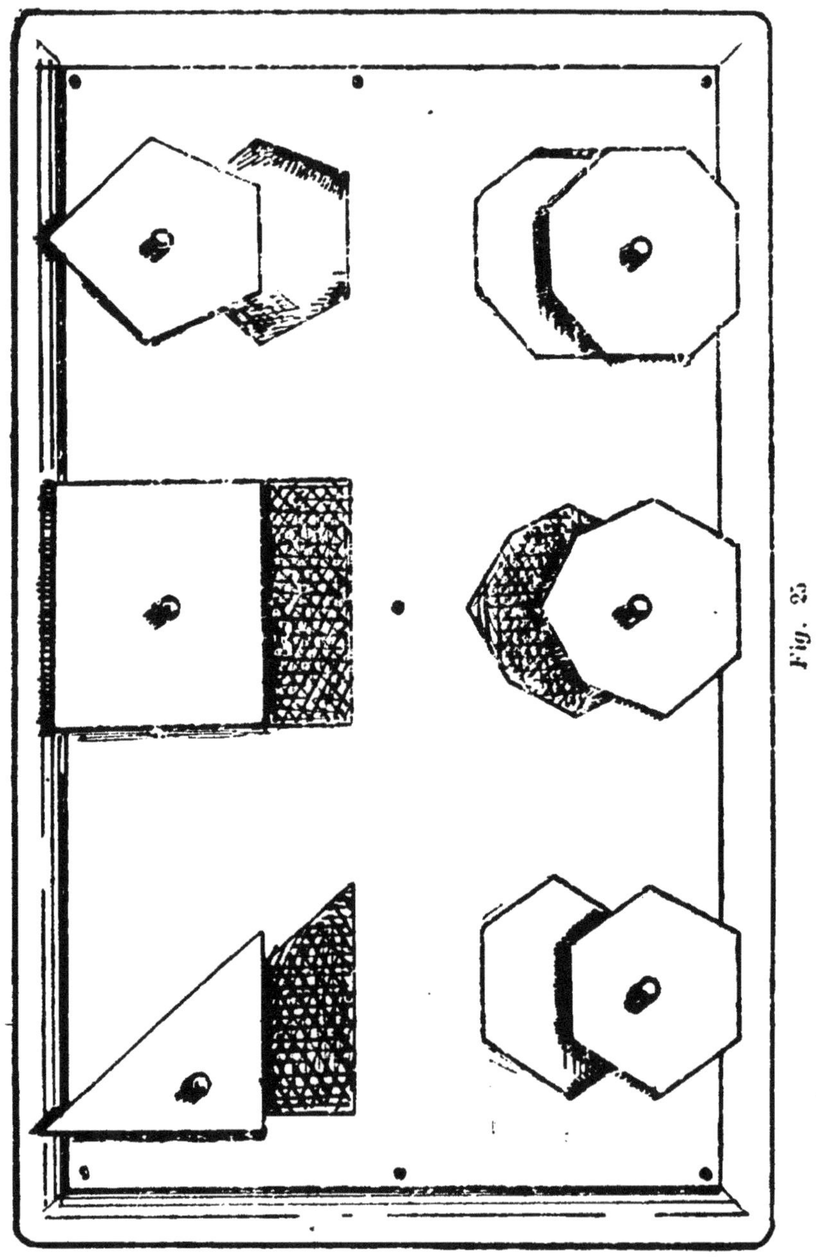

Fig. 25

entourent : nom des différentes parties du vêtement, du corps, du mobilier scolaire, des fleurs, fruits, légumes, graines, etc., contenus dans les boites des *leçons de choses* (1).

La notion des *chiffres* est donnée, à l'origine, de la même façon que celle des lettres : feuilles de chiffres imprimés en noir, de 12 cent. de hauteur, chiffres en bois de mêmes dimensions, feuilles imprimées chiffres pairs en rouge, chiffres impairs en noir, etc. Lorsque l'enfant sait placer convenablement les chiffres, nous passons à l'exercice suivant : on lui fait placer de petits bâtonnets dans une sorte de casier (*Fig.* 22) composé de dix petites cases, au-desssus desquelles se succèdent les chiffres 1, 2, 3, etc.

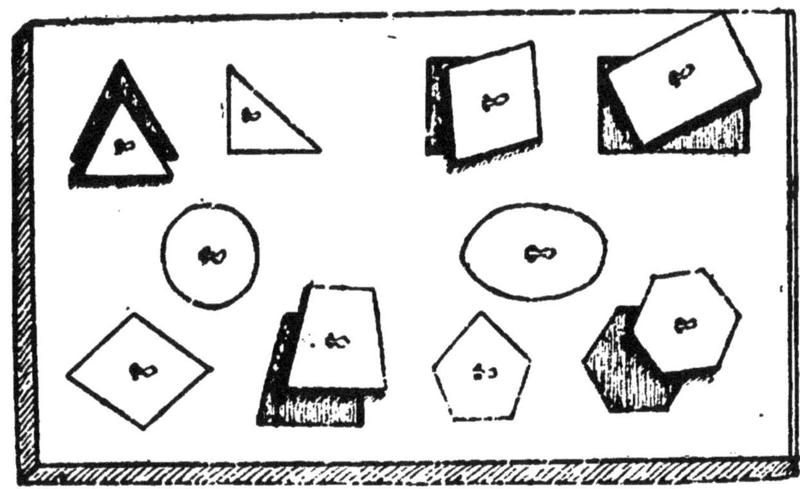

Fig. 26. — Tableau dans lequel sont sculpés des creux figurant, un triangle, un carré. un rectangle, un losange, etc. L'enfant applique des *figures mobiles* sur les *figures en creux*.

Les *surfaces* sont enseignées à l'aide de tableaux dans lesquels les surfaçes sont tracées en creux, sur lesquels on applique les surfaces similaires découpées. Les *figures* 23, 24, 25 complètent suffisamment notre description pour qu'il soit superflu d'insister davantage.

Nous partons toujours de la notion la plus simple, nous

(1) Toutes ces boites sont réunies dans un grand meuble, d'où on les sort à l'instar d'un tiroir. Pour en donner une idée, nous donnerons le contenu de l'une d'elles : épis de blé, grains, farine, son ; — épis de seigle, grains, etc ; — épis d'orge, etc. ; — épis d'avoine, etc.

tons en face l'un de l'autre le cercle ou le *rond* et le *carré* puis l'*ellipse* à coté du *rond*, le *rectangle* à côté du *carré*;

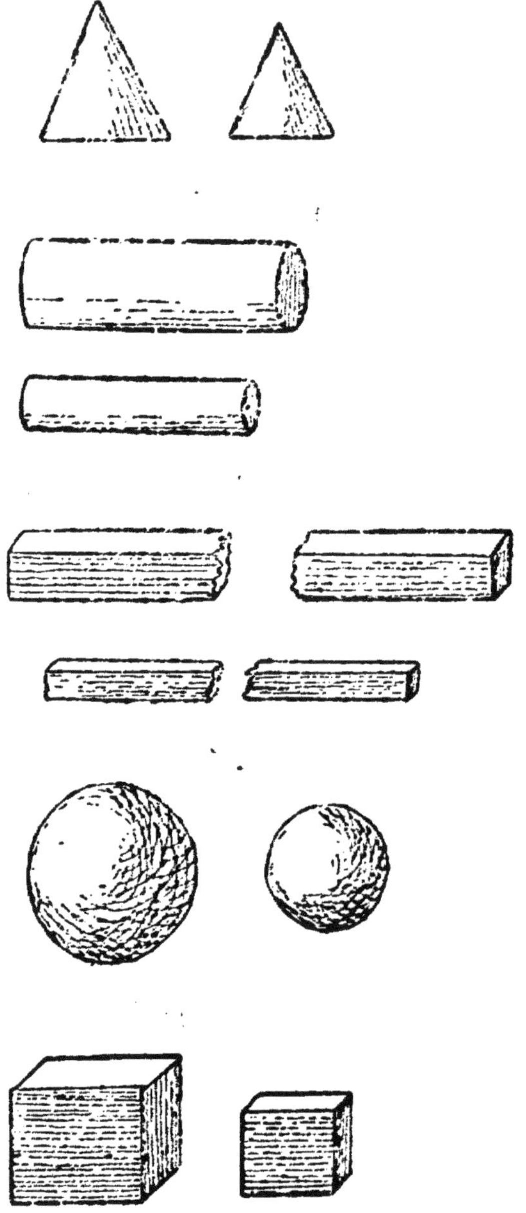

Fig. 27. — Solides.

vient ensuite la notion des figures à 1, 2, 3, 4, 5 côtés, etc., et en dernier lieu (Fig. 26) un tableau général. Afin de mieux guider les enfants, le fond du rond est peint en bleu, par exemple, ainsi que la face interne de la planchette qui figure le rond, et ainsi de suite pour les autres figures.

Pour les *solides*, nous avons des figures en bois et des dessins correspondants (*Fig.* 27). Les notions enseignées à l'école sont complétées par les promenades dans le *jardin des surfaces*, où de petites pelouses, séparées par des arbustes, pour en rompre la monotomie, délimitent des triangles, des carrés et dans le *jardin des solides*, où des ifs, des fusains, etc., sont taillés en sphères, en cubes, en cônes, en pyramides, etc.

La *notion du poids* est enseignée à l'aide d'une *boule* en cuivre et d'une *balle* de même diamètre, pleine de son ou de mousse ; de la sorte, la différence est très tranchée et frappe l'attention de l'enfant ; viennent ensuite les intermédiaires.....

En ce qui concerne la *notion des longueurs*, nous nous servons d'une règle d'un mètre et d'une autre de 10 centimètres. Quelle est la plus longue? quelle est la plus courte? Plus tard, nous intercalons des règles de 90, 80, etc., 20 centimètres.

L'enseignement des *couleurs* se fait avec un tableau en bois où ne figurent que les couleurs primitives, peintes au vernis et sur lequel l'enfant met des planchettes peintes aux couleurs correspondantes.

Comme on le voit, afin de frapper l'attention de l'enfant, nous avons recours aux notions extrêmes, n'arrivant aux intermédiaires, aux nuances, que quand la première notion est bien acquise....

Tout ce qui est enseigné à l'école est complété par l'enseignement dans les jardins de la section, le jardin maraicher de l'hospice, les *promenades* aux environs de la maison ou à Paris (musées, expositions, jardin des Plantes, jardin d'Acclimation, etc.). Nos *jardins scolaires*, situés entre les pavillons, comprennent, outre ceux dont nous avons parlé, le *jardin des fleurs*, le *jardin potager*, le *ver-*

ger, le *jardin des céréales*, le *jardin des plantes fourragères*, le *vignoble*, le *bois*.

Partout, plantes, arbustes, arbres, etc., portent une étiquette. Les enfants, tant que la saison le permet, sont conduits chaque jour dans ces jardins par leurs maitres et leurs maitresses ; on leur fait nommer les plantes, lire l'étiquette ; on leur fournit sur place les explications. Ils assistent à toutes les opérations agricoles ou horticoles, depuis le labourage jusqu'à la récolte.....

Il va de soi que au fur et à mesure que cela devient possible, l'enfant est soumis aux exercices scolaires des enfants normaux.

Une petite salle est réservée à l'enseignement de la *géographie*. Nous débutons par l'explication du *plan de l'école* passant ensuite au *plan de la section*, à celui de l'hospice, aux cartes de la commune, du canton, de l'arrondissement, du département, etc. Une carte en relief, faite par l'un de nos instituteurs, M. Boyer, facilite aux enfants la compréhension des termes géographiques. En ce qui a trait à l'histoire, nous essayons de partir de l'époque actuelle pour descendre dans le passé et nous avons fait dresser, dans ce but, une *chronologie* du XIXe siècle.

J. *Éducation physique*. — Elle a toujours été en vigueur à Bicêtre depuis un demi-siècle, à dater, croyons-nous, sans l'affirmer, de l'arrivée de Séguin à Bicêtre (1842-1843); mais, nécessairement, elle est allée déclinant, en se limitant de plus en plus aux épileptiques, aux instables, aux arriérés et encore à la condition qu'ils fussent tranquilles. Depuis notre arrivée dans le service, tous les enfants qui fréquentent la grande école, même les hémiplégiques, sont soumis, ou doivent être soumis sans autre exception que celle motivée par une affection intercurrente, à tous les *exercices* qui composent la *gymnastique des mouvements*, la meilleure de toutes. La *gymnastique* se fait aussi aux appareils, et ceux-ci sont au complet à Bicêtre ; mais, bien qu'il n'y ait jamais eu d'accident sérieux, nous plaçons ce genre de gymnastique au second rang, sous le rapport de l'hygiène et de notre enseignement spécial. La gymnastique des mouvements se fait avec accompagnement de chansons (1) ou du tambour, ou bien encore de la fanfare, composée uniquement de nos malades.....

Signalons encore l'*escrime*, que nous avons trouvée installée dans le service et que nous avons maintenue sans grand enthousiasme ; la *danse*, que nous voudrions voir, au contraire, enseignée par un véritable maître, au lieu d'être abandonnée tantôt à un « administré de l'hospice », tantôt à un infirmier de bonne volonté ; les jeux de toutes sortes (boules, barres, cerceaux, quilles, marches militaires, etc.) (2).

K. *Enseignement professionnel.* — Nous avons réclamé et obtenu la création d'*ateliers* exclusivement réservés aux enfants. Ils sont largement éclairés et la circulation y est facile. Comme administrativement on contestait l'utilité de ces ateliers, nous avons ouvert d'abord les ateliers qui, dans notre opinion, devaient être les plus productifs et les plus démonstratifs : menuiserie, couture et cordonnerie ; puis la serrurerie, la vannerie et le paillage des chaises, la brosserie et enfin l'imprimerie. A la fin de 1893, 200 enfants étaient occupés dans les ateliers, et répartis ainsi qu'il suit :

14 brossiers, 52 cordonniers, 13 imprimeurs, 19 menuisiers, 14 serruriers, 57 tailleurs, 23 vanniers, 8 pailleurs et canneurs.

Il y a sept chefs d'atelier, payés 6 fr. 50 par jour. Les enfants choisissent leur métier et, dans ce but, sont envoyés successivement quelques jours dans chacun des ateliers. Il n'y a d'exception que pour les *hémiplégiques*, qui sont dirigés exclusivement sur l'atelier de couture,

---

(1) Nous avons fait composer par les enfants, pour l'usage de nos écoles, un *Recueil de chants*, qui comprend deux volumes.

(2) Voir l'énumération détaillée de ces jeux dans notre *Compte-rendu du service des enfants de Bicêtre*, pour 1892, p. v.

les aveugles qui sont placés à l'atelier de paillage et de cannage, et pour les candidats imprimeurs qui, eux, doivent appartenir aux catégories les moins arriérées. Les enfants sont divisés en deux catégories, l'une du matin (de huit à onze heures), l'autre du soir (d'une heure à cinq heures ou à la chute du jour). De semaine en semaine, la série change du matin au soir. Au début, les enfants sont envoyés aux ateliers pendant quinze ou trente minutes, puis une heure et enfin à plein temps. La plupart des ateliers travaillent uniquement pour la section et pour l'hospice, d'autres pour la maison et pour le magasin central des hôpitaux (vannerie, paillage, brosserie). Le produit du travail est évalué par l'économe et l'architecte de Bicêtre, surtout d'après les tarifs du magasin central, inférieurs à ceux de la ville. Pour l'année 1893, il s'est élevé au chiffre de 33.666 fr., compensant le salaire des maitres (16.607 fr.) et l'intérêt à 5 0|0 du capital (200.000 fr.), engagé dans la construction donnant à l'Administration un bénéfice de 7.000 fr.

Cet avantage financier est d'ailleurs tout à fait secondaire pour nous. L'enseignement professionnel fournit une occupation aux enfants, apprend un métier à un grand nombre d'entre eux. Tous les ans, nous en plaçons, en ville, un certain nombre : nous les faisons revenir de temps à autre dans notre service, et souvent nous avons la satisfaction de constater qu'ils continuent d'exercer, avec fruit, la profession que nous leur avons fait donner. D'autres, infirmes ou hémiplégiques, passent dans la division des incurables de l'hospice, vivent en liberté, vont travailler aux ateliers de l'hospice, rendant service à l'Administration, atténuant les charges que la Société s'impose pour eux, et gagnant, chaque semaine, de quoi subvenir à leurs petits besoins. Il va de soi que, malgré tous nos efforts et ceux de nos collaborateurs, nous avons des insuccès, qui, fréquemment, tiennent moins à la maladie elle-même qu'à l'époque tardive à laquelle l'enfant nous a été confié.....

IV.

Traitement médical. — Les bains (14.103 en 1893), les douches (84.135 en 1893), le massage (hémiplégiques, paralytiques), les bromures, surtout l'élixir polybromuré dans l'épilepsie avec accès, le bromure de camphre dans l'épilepsie vertigineuse, simple ou compliquée d'accès, restent, en définitive, la base du traitement du mal comitial. C'est à eux que, chaque année nous devons des succès (1).

Dans quelques formes d'idiotie, nous complétons le traitement général, (toniques, anti-scrofuleux, etc.) et le traitement pédagogique par des procédés spéciaux. En voici quelques exemples :

Idiotie méningitique. — Application de vésicatoires sur la tête, de sangsues, purgatifs périodiques, hydrothérapie (jet en évantail seul), etc.

Idiotie myxœdémateuse. — Hydrothérapie, toniques, anti-scrofuleux ; ingestion estomacale ou injection sous-cutanée de liquide thyroïdien (avec peu de succès).

Idiotie hydrocéphalique. — Vésicatoires répétés, alternés avec des bandelettes compressives d'emplâtre de Vigo, purgatifs, (calomel, etc.) et traitement pédagogique.

Idiotie compliquée d'hémiplégie. — Frictions, exercices des jointures, massage, électricité, etc.

Diverses *complications* sont également l'objet d'un traitement spécial : l'onanisme, les tics, l'onychophagie (tein-

---

(1) Nous avons essayé un grand nombre de médicaments : sulfate de cuivre, oxyde de zinc, pilocarpine, curare, picrotoxine, les valérates d'amyle et d'éthyle, les bromures d'éthyle, d'or, de zinc, de nickel, de sodium, d'ammonium et de rubidium, d'arsenic, les aimants, les injections de suc testiculaire, etc.

ture d'aloès, de coloquinte, manchon, etc.) ; mais les exposer ici nous entrainerait trop loin.

Les bains et les douches jouent un grand rôle dans notre thérapeutique et dans l'hygiène du service. Grâce à ces agents, les enfants gâteux ou demi-gâteux sentent moins mauvais, sont moins affaissés, mieux préparés à la gymnastique. Les inconvénients du contact des urines ou des selles avec la peau sont presque tout à fait supprimés. Les *douches locales* de quelques secondes sur les régions anales et vésicales tonifient les sphincters du rectum et de la vessie, et contribuent à la guérison du gâtisme.

V.

Organisation scientifique. — Nous faisons *photographier* les enfants à l'entrée, puis tous les ans ou tous les deux ans, selon les modifications qui sont survenues ; nous prenons l'observation aussi compléte que possible (antécédents héréditaires et personnels, état actuel ou description du malade) ; une fois ou deux par an, suivant l'âge de l'enfant, nous prenons les mensurations de la tête, des membres (s'il est paralysé), le poids, la taille la force musculaire, l'état de la puberté. Tous les six mois, instituteurs et institutrices nous donnent un résumé du travail des enfants, avec appréciation de leurs facultés. Dès qu'un enfant commence à tracer des bâtons, nous ouvrons son *cahier scolaire* où tous les trois mois, d'abord, puis tous les deux mois, enfin tous les mois, nous faisons consigner ses exercices (écriture, dictées, calcul, dessins, etc.). Ces cahiers scolaires, joints aux photographies, permettent de suivre les progrès obtenus chez les enfants.

En cas de décès, nous faisons mouler le buste, nous scions la calotte, et faisons photographier les cervaux (1) ;

(1) Les photographies forment aujourd'hui *sept* Albums.

nous conservons la tête, en cas de non-réclamation du corps, et tous les ans nous relevons dans le cimetière le squelette de la tête ou le squelette entier, s'il s'agit d'un hémiplégique, de nos anciens malades inhumés depuis cinq ans et sujets à relèvement. C'est ainsi que nous sommes parvenu à créer notre *Musée* de Bicêtre, peut-être unqiue dans son genre et qui contient, entre autres, aujourd'hui 268 calottes crâniennes et 80 têtes entières, etc. Ces documents, *albums de photographies des cerveaux, calottes crâniennes et crânes*, nous ont permis de démontrer que, dans l'immense majorité des cas, il n'y avait pas, chez les idiots, une synostose prématurée des os du crâne et que ni l'anatomie normale, ni l'anatomie pathologique, ni la physiologie, ne justifiaient la *craniectomie*. Chaque année enfin, avec nos internes, nous publions le *Compte-rendu* du service des enfants dans lequel nous passons en revue tous les faits de l'année : statistique, enseignement primaire, enseignement professionnel, procédés pédagogiques nouveaux, et où nous consignons les observations les plus intéressantes ainsi que nos essais thérapeutiques.

VI.

L'ensemble des procédés que nous mettons à contribution dans notre service d'idiots de Bicêtre, dans l'annexe de la fondation Vallée, consacrée aux filles, et à l'*Institut médico-pédagogique* pour le traitement et l'éducation des enfants arriérés appartenant non plus aux classes pauvres de la population, mais aux classes aisées, que nous avons fondé il y a à peine un an (1), constituent ce que nous appelons le TRAITEMENT MÉDICO-PÉDAGOGIQUE DE L'IDIOTIE. Nous les avons pris un peu partout, en France, à l'étranger, dans les écoles ordinaires ou dans les écoles spéciales, mais le

(1) A Vitry-sur-Seine, près Paris, avec le concours dévoué de nos amis, médecins qui, depuis des années, nous conseillaient de faire pour les enfants aisés ce que nous faisions pour les enfants *pauvres*.

fond du système et beaucoup de procédés appartiennent à notre compatriote Ed. Séguin, dont les travaux célèbres à l'étranger, surtout en Angleterre et aux États-Unis, sont demeurés presque absolument inconnus chez nous, et des médecins et des pédagogues, jusqu'à l'époque où nous les avons cités et recités.

Dans notre plan, les enfants doivent être occupés depuis le lever jusqu'au coucher. Leurs occupations doivent être sans cesse variées, car la grande majorité de ces malades, en raison de leur instabilité ou de leur arrêt de développement intellectuel, se fatiguant vite, ont besoin de changer d'occupation. Dès le réveil, s'habiller, se laver, brosser les vêtements, cirer les souliers, faire le lit, et, à partir de là, maintenir l'attention sans cesse en éveil (école, atelier, gymnastique, chant, récréations, promenades, jeux, etc.)... jusqu'au coucher, où il faut apprendre aux enfants à disposer avec ordre, sur leur chaise, leurs effets d'habillement.

Rechercher ce qui est, ce qui subsiste chez ces enfants, s'en servir pour développer ce qui est à l'état latent, afin de gagner le plus possible, telle est aussi une autre règle qui nous guide.

C'est en employant le système dont nous venons de tracer les grandes lignes, c'est en appliquant les règles que nous venons de rappeler, c'est en dressant péniblement, en dépit des difficultés sans cesse renouvelées, le *personnel enseignant* qui nous était indispensable (1), que nous avons obtenu de sérieux résultats à Bicêtre, pour les garçons, à la fondation Vallée pour les filles et que nous en aurons d'analogues à l'Institut médico-péda-

(1) Nous avons dû et nous devons encore dresser nos instituteurs et nos institutrices par des instructions fréquentes; par la lecture des travaux publiés sur l'idiotie, surtout ceux d'Itard, Belhomme, F. Voisin, Séguin, Delasiauve, etc. (Voir *Bibliographie*); en mettant à leur disposition la traduction des mémoires publiés à l'étranger sur l'idiotie. De plus, chaque année, à tour de rôle, nous les envoyons à l'Institution nationale des jeunes aveugles et à l'Institution nationale des sourds-muets, afin de leur montrer ce qu'on fait pour les autres catégories d'enfants anormaux.

gogique; que nous avons démontré, pour ceux qui consentent à examiner les faits avec soin, la possibilité d'améliorer d'une façon très évidente la plus grande proportion des enfants *idiots*: d'en relever intellectuellement à un haut degré, au point de les rendre aptes à vivre en société, un nombre de plus en plus considérable, à mesure que l'on comprend mieux la nécessité de les traiter de bonne heure, à mesure aussi que nous disposons de plus de moyens d'action et que la conviction se fait dans l'esprit de nos collaborateurs (1).

[*Éducation de la parole.* — Voici comment nous avons résumé ce qui a trait à la parole dans notre Communication sur la microcéphalie au Congrès des aliénistes et

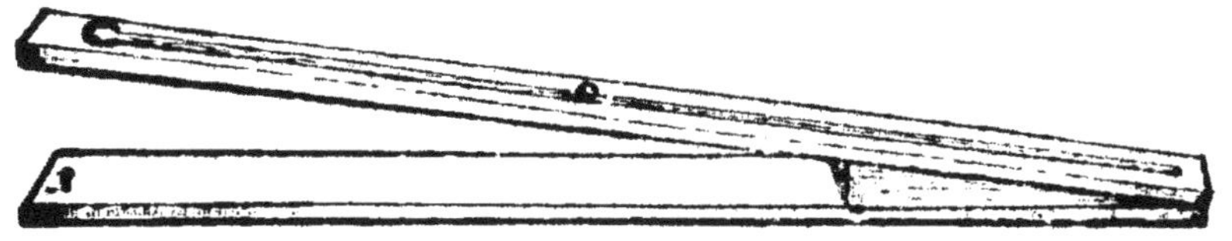

Fig. 28.

neurologistes français de Clermont-Ferrand (août 1894) :

« Exercices des lèvres, de l'articulation temporo-maxillaire (mastication), de la langue, de l'appareil vocal. C'est ainsi qu'on fait imiter à l'enfant les mouvements du visage; ouvrir et fermer la bouche; rapprocher et écarter les commissures des lèvres, allonger, rentrer, élever et abaisser la langue, la porter à gauche et à droite, etc. Si les lèvres sont molles, lentes dans leurs mouvements, et restent plus souvent écartées, il faut faire tenir entre les lèvres une règle de plus en plus petite, ou faire sucer des bâtons de réglisse de plus en plus petits. Afin d'augmenter la force du souffle qui produira le son et pour apprendre à le guider, faire éteindre par l'enfant une bougie qu'on

(1) Nous réservons d'habitude la matinée du samedi, à faire visiter notre service aux médecins qui désirent juger par eux-mêmes son organisation. — Le travail qui précède a paru dans la *Revue infantile*, 1894, n° 1.

éloigne de plus en plus : le faire soufflet dans un sifflet ; lui faire rouler, en soufflant, une bille plus ou moins grosse sur une planchette creusée d'une petite gouttière. (*Fig*. 28.)

« Un autre exercice aussi amusant et aussi efficace consiste à faire gonfler une vessie en baudruche qui, en se gonflant, produit un bruit plus ou moins musical, mais qui plait généralement à l'enfant

« Si l'enfant ne prononce aucun mot, débuter par les syllabes simples en les redoublant (pa, pa-pa, pe, pe-pe, ta, ta-ta) pour en faciliter l'émission. Si l'enfant est assez attentif, assez imitateur, s'il prononce quelques mots, quoique mal, l'habituer à soutenir un son le plus longtemps possible. On peut avec cette catégorie d'enfants commencer par les voyelles. (M. B. montre une série de tableaux comprenant des syllabes simples et des syllabes doublées.)

« Le maitre doit dire lui-même les noms et les faire répéter par l'élève en l'habituant à montrer, en même temps, l'objet correspondant. Lorsque l'enfant sera arrivé à prononcer un certain nombre de mots, il conviendra de choisir, pour les lui faire répéter, les noms les plus usuels ; papa, maman, frère, etc., — cuisine, cave, escalier, etc., — couteau, assiette, table, etc., — tête, front, nez, etc., — chapeau, manteau, robe, bas, etc., — bœuf, chat, chien, cheval, vache, etc. ».]

BIBLIOGRAPHIE. — 1° *Recueil de mémoires, notes et observations sur l'idiotie* (1776-1840), t. I de la *Bibliothèque d'éducation spéciale* que nous avons créée. Nous avons réuni dans ce volume les travaux de Ph. Pinel, Esquirol, Ferrus, Foville, Belhomme, F. Voisin, etc., etc. ; 2° E. Séguin, *op. cit.* ; 3° Delasiauve, *Des principes qui doivent présider à l'éducation des idiots*, 1860 ; 4° Rapports d'Itard sur le *Sauvage de l'Aveyron*, t. II de notre *Bibliothèque spéciale* ; 5° Nos *Comptes-rendus de Bicêtre* (1880-1893).

TABLE DES MATIÈRES

PREMIÈRE PARTIE

Rapport

DEUXIÈME PARTIE

Discussion

TROISIÈME PARTIE

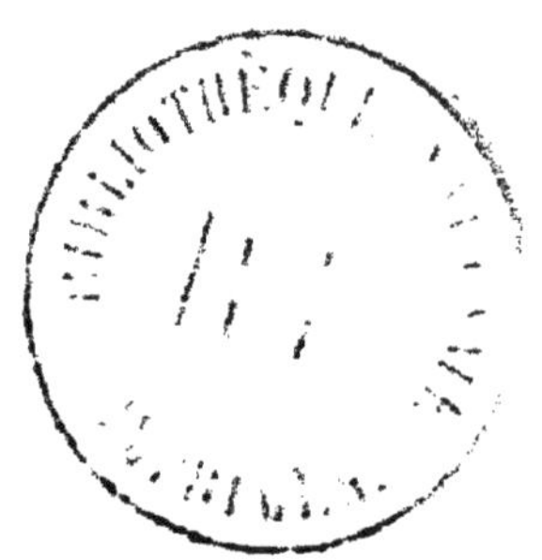